Internal Limiting Membrane Surgery

内界膜手术学

编　著　［韩］Ji Eun Lee

　　　　［韩］Ik Soo Byon

　　　　［韩］Sung Who Park

主　审　张红兵

主　译　王　彤

副主译　陈晓冬

译　者（按姓氏笔画排序）

　　　　王　睿　黄　磊　储昭节　潘小燕

秘　书　周思蕊　朱雨生

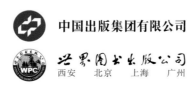

中国出版集团有限公司

世界图书出版公司

西安　北京　上海　广州

图书在版编目（CIP）数据

内界膜手术学 / （韩）李智恩，（韩）卞益秀，（韩）朴成勋编著；王彤主译 . —西安：世界图书出版西安有限公司，2024.3
书名原文：Internal Limiting Membrane Surgery
ISBN 978-7-5232-0972-1

Ⅰ. ①内… Ⅱ. ①李… ②卞… ③朴… ④王… Ⅲ. ①玻璃体疾病—视网膜疾病—眼外科手术 Ⅳ. ① R779.63

中国国家版本馆 CIP 数据核字（2024）第 047603 号

书　　名	**内界膜手术学**	
	NEIJIEMO SHOUSHUXUE	
编　　著	［韩］Ji Eun Lee　　［韩］Ik Soo Byon　　［韩］Sung Who Park	
主　　译	王　彤	
责任编辑	岳姝婷	
装帧设计	新纪元文化传播	
出版发行	**世界图书出版西安有限公司**	
地　　址	西安市雁塔区曲江新区汇新路 355 号	
邮　　编	710061	
电　　话	029-87214941　　029-87233647（市场营销部）	
	029-87234767（总编室）	
网　　址	http://www.wpcxa.com	
邮　　箱	xast@wpcxa.com	
经　　销	新华书店	
印　　刷	陕西龙山海天艺术印务有限公司	
开　　本	787mm×1092mm　　1/16	
印　　张	8.25	
字　　数	150 千字	
版次印次	2024 年 3 月第 1 版　　2024 年 3 月第 1 次印刷	
版权登记	25-2023-310	
国际书号	ISBN 978-7-5232-0972-1	
定　　价	98.00 元	

医学投稿　xastyx@163.com　‖　029-87279745　029-87285296
☆如有印装错误，请寄回本公司更换☆

译者序
Preface

内界膜（internal limiting membrane，ILM）是视网膜米勒（Müller）细胞的基底膜，也是玻璃体视网膜交界面的一个重要组织结构，它与视网膜前膜、黄斑裂孔、黄斑水肿、玻璃体黄斑牵拉综合征等多种疾病密切相关。ILM 手术是玻璃体视网膜手术领域最先进、最精细的手术技术。自 20 世纪 90 年代眼底疾病专家把剥离 ILM 视为治疗玻璃体视网膜交界面疾病的一种有效方法以来，ILM 剥离技术已历经 30 余年的发展。近年来，在手术显微镜广角可视系统、活体染料、微创高速玻璃体切除系统等先进辅助手段的应用背景之下，ILM 手术已成为玻璃体切割术的标准技术之一。

原著 *Internal Limiting Membrane Surgery* 为韩国釜山国立大学 3 位著名的眼科专家 Ji Eun Lee、Ik Soo Byon、Sung Who Park 所著。在本书中，作者首先从专业术语定义、ILM 解剖、辅助器械、活体染料、ILM 剥离术、ILM 填塞术、ILM 覆盖术、ILM 术后的黄斑改变等几个部分深入浅出地阐述了 ILM 手术的原则和技巧，随后又详细探讨了 ILM 手术在特发性黄斑裂孔、视网膜前膜、糖尿病黄斑水肿、近视牵引性黄斑病变、黄斑裂孔性视网膜脱离、视盘小凹黄斑病变中的应用和疗效。作者在本书中提出了独到的手术见解和理论，观点鲜明地评论了各种 ILM 手术的优缺点，同时配以大量简洁、形象、直观的示意图，有助于读者理解和掌握 ILM 手术的精髓。本书适用于所有眼科医生、研究生、进修生，尤其适用于专注 ILM 相关疾病的玻璃体视网膜手术医生。

我们真心希望本书能够帮助广大眼科同道提高眼底疾病诊疗业务水平，对 ILM 手术有一个全新的认识。在翻译过程中，我们虽已不遗余力、反复琢磨、虚心请教，但由于水平有限，译文中可能还存在一些不妥之处，敬请广大读者指正！

最后，特别感谢西安市科技计划项目（NO.21YXYJ0031）的大力支持！

王　彤

西安市第一医院（西北大学附属第一医院）

陕西省眼科研究所

西安市眼科医院

序
Preface

内界膜（internal limiting membrane，ILM）手术是玻璃体视网膜手术领域最先进、最精细的手术技术。ILM 剥离技术已有几十年的历史，目前已成为玻璃体切割术的标准技术之一，用于治疗包括视网膜前膜、黄斑裂孔和糖尿病黄斑水肿等各种病变。公认合理的 ILM 手术时代的开始，应归功于 Michalewska 及其同事在 2010 年报道的"翻转 ILM 瓣手术"。自此，许多研究者对该技术进行了各种各样的改良。

随着眼科实践的日益深入，ILM 手术已取得长足进步，目前 ILM 手术成为不断衍生出新手术技术的源泉。在常规的玻璃体视网膜手术教科书中，ILM 手术的操作方法似乎没有明确定义，已发表的相关论文提供的信息又过于概括。此外，由于 ILM 手术的相关术语缺乏一致性，导致读者如果不回顾大量相关论文就容易产生误解。因此，本书旨在提供一个 ILM 手术的全面论述。

由于 ILM 相关操作需要术者有较高的手术技巧和丰富的操作经验，期望读者先熟悉传统的标准玻璃体切割术技术。因此，这本书主要关注与 ILM 手术相关的知识，有意地省略了一些常规的知识。手术技巧不是通过录制的操作视频呈现，而是通过示意图进行展示，这样能给接受培训的手术医生提供更多的有用信息。

在撰写这本书的讨论过程中，我们惊讶地发现不同作者之间关于手术细节的描述也各不相同。每一种细节的改变都各有利弊，更重要的是，其自身的基本原理还与另外一些手术操作密切相关。

遗憾的是，仅仅通过阅读这本书，一位眼科手术医生可能无法成为熟练的 ILM 手术医生。ILM 手术并不是独立的，应该融入玻璃体视网膜手术的严格流程中。手术医生必须通过反复试错以建立自己的方法体系。我们希望本书成为这些历程的一个里程碑。

感谢 Seung Min Lee 和 Jae Jung Lee 作为潜在读者给予的宝贵评论。

Ji Eun Lee
Ik Soo Byon
Sung Who Park

Busan, Republic of Korea
Yangsan, Republic of Korea

目　录
Contents

郑重声明

由于医学是不断更新和拓展的学科，因此相关实践操作、治疗方法及药物都有可能改变，希望读者审查书中提及的信息资料及相关治疗技术的适应证和禁忌证。作者、编辑、出版者或经销商不对书中的错误或疏漏以及应用其中信息产生的任何后果负责，关于出版物的内容不作任何明确或暗示的保证。作者、编辑、出版者和经销商不就由本出版物所造成的人身或财产损害承担任何责任。

第 1 部分

内界膜手术的原则和技巧

专业术语 第 1 章

1.1 引 言

虽然内界膜（internal limiting membrane，ILM）手术是眼科领域最新的手术方法之一，但目前仍处于发展阶段。包括原始论文作者在内的许多手术医生正在对已发表的技术进行各种改良。因此，术语尚未统一，共识也未达成。例如，2010 年，Michalewska 及其同事首次描述了特发性黄斑裂孔的 ILM 覆盖手术[1]。从字面意义上讲，覆盖手术是指将组织作为盖布一样进行处理的手术技术。2014 年，Shin 等人报道了一种真正的覆盖手术，该手术用单层薄片状的 ILM 覆盖黄斑裂孔，此后最初将裂孔周围的 ILM 折叠环绕覆盖在裂孔上的手术就不再适合被称为覆盖手术[2]。Michalewska 研究小组在随后的一年（2015 年）也报道了使用单层薄片状 ILM 瓣覆盖黄斑裂孔的技术[3]。

许多研究者改进了技术，并在后续的研究中比较其疗效。然而，一些专业术语在出版物中被混淆使用，导致在一些综述文章中被误解。本书中，为保持全书所有章节的一致性，我们对专业术语定义进行了统一。表 1.1 中的参考文献是根据书中的定义分类的。

我们认识到定义以下专业术语存在争议，尤其是一些眼底手术医生可能会有不同意见。然而，这些专业术语主要是为这本书的读者准备的，清晰的定义对于读者理解每一种技术的原理、手术细节和效果是必不可少的。此外，我们希望这些尝试在未来的研究中能延续下去。

© Springer Nature Singapore Pte Ltd. 2021
J. E. Lee et al., *Internal Limiting Membrane Surgery*, https://doi.org/10.1007/978-981-15-9403-8_1

表 1.1　内界膜手术技巧术语的再评估

内界膜填塞（internal limiting membrane insertion）

Michalewska，et al. [1]

Kuriyama，et al. [4]

Michalewska，et al. [5]

Morizane，et al. [6]

Lai，et al. [7]

Aurora，et al. [8]

Fill group in Rossi，et al. [9]

Flap group in Kannan，et al. [10]

Insertion group in Park，et al. [11]

内界膜覆盖（internal limiting membrane flap）

Shin，et al. [2]

Michalewska，et al. [3]

Park，et al. [12]

Cover group in Rossi，et al. [9]

Chen [13]

Group F in Pak，et al. [14]

Flap group in Park，et al. [11]

1.2　ILM 手术的术语

1.2.1　ILM 剥离

在这本书中，ILM"剥离"被用作 ILM"移除"的同义词。然而，"剥离"这个动词的字面意思是描述从视网膜上分离 ILM 的过程。例如，ILM 覆盖不伴剥离表示制作 ILM 瓣进行覆盖而不移除 ILM 的手术过程。相比之下，"ILM 被剥离形成一个瓣"意味着 ILM 的一部分从视网膜上被分离下来，而不必被移除。

1.2.2　ILM 填塞

ILM 填塞被定义为有意识地将至少一部分 ILM 放置在黄斑裂孔最小孔径下的手术技术。根据这一定义，第一篇报道的 ILM 覆盖手术 [1] 被归类为 ILM 填塞，因为这种方法的描述和术后光学相干断层扫描结果都符合这一定义。

1.2.3　ILM 覆盖

ILM 覆盖指的是将 ILM 作为单层薄片进行覆盖的手术。应该把 ILM 覆盖技术与 ILM 填塞技术区分开来，因为用 ILM 填充黄斑裂孔腔隙似乎与神经胶质过度增生、视网膜外层缺损和视网膜色素上皮萎缩有关。在 ILM 覆盖手术中，ILM 瓣丢失的风险更高。

参考文献

[1] Michalewska Z, Michalewski J, Adelman RA, et al. Inverted internal limiting membrane fap technique for large macular holes. Ophthalmology, 2010, 117:2018–2025. https://doi.org/10.1016/j.ophtha.2010.02.011.

[2] Shin MK, Park KH, Park SW, et al. Perfuoro-n-octane-assisted single-layered inverted internal limiting membrane fap technique for macular hole surgery. Retina, 2014, 34:1905–1910. https://doi.org/10.1097/IAE.0000000000000339.

[3] Michalewska Z, Michalewski J, Dulczewska Cichecka K, et al. Temporal inverted internal limiting membrane fap technique versus classic inverted internal limiting membrane fap technique. Retina, 2015, 35:1844–1850. https://doi.org/10.1097/IAE.0000000000000555.

[4] Kuriyama S, Hayashi H, Jingami Y, et al. Effcacy of inverted internal limiting membrane fap technique for the treatment of macular hole in high myopia. Am J Ophthalmol, 2013, 156:125–131.e1. https://doi.org/10.1016/j.ajo.2013.02.014.

[5] Michalewska Z, Michalewski J, Dulczewska Cichecka K, et al. Inverted internal limiting membrane fap technique for surgical repair of myopic macular holes. Retina, 2014, 34:664–669. https://doi.org/10.1097/IAE.0000000000000042.

[6] Morizane Y, Shiraga F, Kimura S, et al. Autologous transplantation of the internal limiting membrane for refractory macular holes. Am J Ophthalmol, 2014, 157:861–869.e1. https://doi.org/10.1016/j.ajo.2013.12.028.

[7] Lai CC, Chen YP, Wang NK, et al. Vitrectomy with internal limiting membrane repositioning and autologous blood for macular hole retinal detachment in highly myopic eyes. Ophthalmology, 2015, 122:1889–1898.https://doi.org/10.1016/j.ophtha.2015.05.040.

[8] Aurora A, Seth A, Sanduja N. Cabbage leaf inverted fap ILM peeling for macular hole: a novel technique. Ophth Surg Lasers Imaging Retina, 2017, 48:830–832. https://doi.org/10.3928/23258160–20170928–08.

[9] Rossi T, Gelso A, Costagliola C, et al. Macular hole closure patterns associated with different internal limiting membrane fap techniques. Graefes Arch Clin Exp Ophthalmol, 2017, 255:1073–1078. https://doi.org/10.1007/s00417–017–3598–9.

[10] Kannan NB, Kohli P, Parida H, et al. Comparative study of inverted internal limiting membrane (ILM) fap and ILM peeling technique in large macular holes: a randomized-control trial. BMC Ophthalmol,

2018, 18:4–9. https://doi.org/10.1186/s12886–018–0826–y.

[11] Park JH, Lee SM, Park SW,et al. Comparative analysis of large macular hole surgeries using an internal limiting membrane: insertion technique versus inverted fap technique. Br J Ophthalmol, 2018, 103(2):1–6. https://doi.org/10.1136/bjophthalmol–2017–311770.

[12] Park SW, Pak KY, Park KH, et al. Perfuoro-n-octane assisted free internal limiting membrane fap technique for recurrent macular hole. Retina, 2015, 35:2652–2656. https://doi.org/10.1097/IAE.0000000000000754.

[13] Chen SN. Large semicircular inverted internal limiting membrane fap in the treatment of macular hole in high myopia. Graefes Arch Clin Exp Ophthalmol, 2017, 255:2337–2345. https://doi.org/10.1007/s00417–017–3808–5.

[14] Pak KY, Park JY, Park SW, et al. Effcacy of the perfuoro-n-octane-assisted single-layered inverted internal limiting membrane fap technique for large macular holes. Ophthalmologica, 2017, 238:133–138. https://doi.org/10.1159/000477823.

内界膜的解剖学 第2章

2.1 引 言

　　内界膜（internal limiting membrane，ILM）是玻璃体视网膜交界面的一个组织成分，它的病变可导致视网膜前膜（epiretinal membrane，ERM）、黄斑裂孔和黄斑水肿等多种疾病。玻璃体视网膜交界面由玻璃体后皮质、ILM 和二者之间的细胞外基质组成。由于这些结构彼此紧密相连，在病理条件下无法完全分开，因此只能彻底去除 ILM 才能达到治疗效果。了解 ILM 的解剖结构对于我们理解 ILM 手术的目的、机制和结果至关重要。

2.2 组织学

　　尽管 ILM 被称为"膜"，但它并不是真正的细胞膜，ILM 类似于基底膜。由于米勒（Müller）细胞的终足与 ILM 紧密连接，因此米勒细胞被认为在 ILM 的形成中起着重要作用。换言之，ILM 被认为是米勒细胞的基底膜。

　　ILM 为透明且非常薄的膜状组织，因此很难通过光学显微镜直接看到。为了更好地观察，需要使用免疫组织化学方法或透射电子显微镜（transmission electron microscopy，TEM）。TEM 显示 ILM 的厚度小于 100 nm。然而，近期研发的能够在自然条件下测量厚度的原子力显微镜（atomic force microscopy，AFM）显示 ILM 厚度比 TEM 测量的厚 2~4 倍[1-2]。这个差异可能是因为在 TEM 标本制作过程中失去水分，引起 ILM 脱水和收缩造成的。ILM 的厚度主要由其内的水结合蛋白多糖决定。

　　TEM 显示年轻人的 ILM 为层状结构，之后逐渐变成无定形和不规则的细胞外基质层。ILM 的表面（即玻璃体侧）是平滑的；但后部基底却呈波浪状，有一个不规则的轮廓，与下方的视网膜神经纤维和神经胶质细胞相一致。图 2.1 为手术

© Springer Nature Singapore Pte Ltd. 2021
J. E. Lee et al., *Internal Limiting Membrane Surgery*, https://doi.org/10.1007/978-981-15-9403-8_2

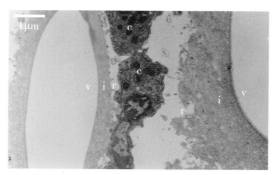

图 2.1 手术剥离的内界膜（ILM）的透射电子显微镜（TEM）照片。ILM 向玻璃体侧卷曲，视网膜侧向外。玻璃体侧（v）是光滑的，而视网膜侧有细胞碎片（c）起伏，提示对视网膜的手术损伤。ILM 厚度并不均匀一致

剥离的 ILM 的 TEM 照片，可见 ILM 光滑的玻璃体侧和不规则的视网膜侧，在视网膜侧经常有细胞碎片附着，这提示对感觉神经视网膜的手术损伤[3]。

2.3 生化组成

ILM 具有与其他基底膜相似的生化成分。蛋白质组学研究表明，胶原蛋白 IV 是 ILM 和眼内其他基底膜的主要成分[4]。眼内其他基底膜蛋白还包括层粘连蛋白家族、巢蛋白、集聚蛋白、基底膜蛋白多糖及胶原蛋白 XVIII。与其他基底膜相比，ILM 具有相对较低浓度的胶原蛋白 IV，ILM 最重要的蛋白聚糖是负责保证 ILM 高含水量的基底膜蛋白多糖。

层粘连蛋白在视网膜侧含量更高，而胶原蛋白则主要分布在玻璃体侧[5]，这种分布与 ILM 的生物物理特性有关。AFM 显示 ILM 的视网膜侧比玻璃体侧硬度高[5-6]。因此，在手术剥离时 ILM 是卷曲的，视网膜侧向外，具有弹性的玻璃体侧向内卷起。

ILM 的起源尚不明确。由于 ILM 与米勒细胞的终足紧密连接，故米勒细胞被认为是 ILM 蛋白的主要来源。然而，在鸡胚胎的眼睛进行的原位杂交检测显示，集聚蛋白是唯一由神经视网膜合成的基底层蛋白[7]。而 ILM 主要成分的 mRNA 在睫状体、晶状体囊泡、视盘及玻璃体血管内皮中均可被检测到。玻璃体中含有丰富的蛋白质，新的基底层在玻璃体与神经视网膜相邻的地方形成。确切地说，神经上皮末端是基底层合成的首选部位。这些数据表明，ILM 蛋白是从晶状体、睫状体和视盘分泌到玻璃体中，然后在视网膜表面组装到 ILM 上。

手术去除 ILM 后，其是否可再生仍然存在争议。ILM 蛋白表达在生长发育停止之后下降，大多数 ILM 蛋白在成人中已无法检测到 [8]。鉴于以上假设的提示，ILM 再生是不可能发生的。在灵长类动物眼中使用吲哚菁绿实验性去除 ILM 后，12 个月内未发现明显的 ILM 再生 [9]。另一方面，培养的米勒细胞能够在体外合成胶原蛋白 [10]。在某些病理条件下，尽管 ILM 不能完全再生，但在玻璃体视网膜交界面可发生细胞外基质重塑。

2.4 地形学变化

ILM 的厚度在眼部具有地形学变化（图 2.2）。通常，黄斑区的 ILM 比周围视网膜厚。通过 TEM 评估，在玻璃体基底周围，ILM 厚度大约为 50 nm[11]，而赤道部厚度约为其 6 倍，后极部约为其 37 倍。然而，ILM 在中心凹处变得更薄。AFM 测量显示，中心凹区周围的 ILM 厚度约为 1900 nm，旁中心凹约为 600 nm，而中心凹处 ILM 厚度明显变薄（约 100 nm）[6]。另外，在大视网膜血管和视盘附近 ILM 也非常薄。

手术医生在进行 ILM 手术时，必须牢记以上变化。要制作足够大小的 ILM 瓣，最好从较厚的 ILM 区域剥离。前部视网膜 ILM 比较薄，可用来解释为什么很难在黄斑以外的区域制作 ILM 瓣。此外，在剥离 ILM 时，ILM 容易沿着视网膜血管裂开。因此在进行 ILM 剥离、越过视网膜血管时，应小心不要撕裂 ILM 瓣。

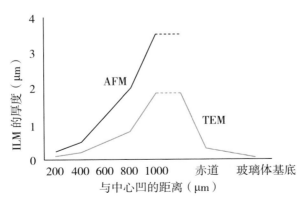

图 2.2 使用原子力显微镜（AFM）和透射电子显微镜（TEM）测量的内界膜（ILM）厚度的变化。ILM 在中心凹周围最厚，在接近中心凹和周边变得更薄。使用 TEM 测量的值约为使用 AFM 的 20%~40%

2.5　ILM 随年龄的变化

ILM 的结构和组织成分会随着年龄而变化。TEM 检查显示，在 20~80 岁，ILM 的厚度随着年龄的增长而增加[1]。到 83 岁时，ILM 的厚度是胎儿时期的 20 倍以上。ILM 的玻璃体侧在老化过程中保持光滑。相比之下，ILM 视网膜侧具有与年龄相关的视网膜内压痕，并且随着年龄的增长，ILM 厚度的标准差越来越大。

ILM 的组成和生物物理特性也会随着年龄的增长而变化。随着年龄的增长，Ⅳ型胶原蛋白和集聚蛋白的相对浓度增加，而层粘连蛋白的相对浓度降低[1]。这些变化可以解释随着年龄的增长，层状结构的损失和 ILM 厚度的增加。

2.6　糖尿病患者 ILM 的变化

据一致报道，糖尿病患者 ILM 的厚度增加[12-14]。在手术剥离的糖尿病患者的 ILM 中发现了更多的细胞成分。ILM 的厚度与糖化血红蛋白（HbA1c）水平相关[14]。

在糖尿病患者中，ILM 蛋白组成的变化将导致 ILM 增厚。尤其在长期糖尿病患者中，胶原蛋白Ⅳ的合成增强[15]，同时 ILM 中蛋白多糖含量增加[2, 12]。另一项研究发现，糖尿病患者的 ILM 中含有一种糖尿病特异性蛋白或纤连蛋白，这些蛋白质通常不存在于正常人的 ILM 中[2]。对生物力学特性的评估表明，糖尿病眼的 ILM 比非糖尿病眼的更僵硬一些。

2.7　增殖性疾病中 ILM 的作用

ILM 的玻璃体侧在正常眼睛中是无细胞的。在各种病理状况下，如增殖性糖尿病视网膜病变（proliferative diabetic retinopathy，PDR）、增殖性玻璃体视网膜病变（proliferative vitreoretinopathy，PVR）和 ERM，细胞增殖发生在视网膜表面或 ILM 上，而不同的疾病，增殖的细胞成分来源各不相同。PDR 中的新生血管膜是由来自视网膜的细胞穿过 ILM，直接迁移而产生的。在 PVR 中，视网膜色素上皮细胞或米勒细胞通过视网膜裂孔进入玻璃体腔形成增殖膜[16]。特发性 ERM 被认为是由玻璃体细胞转化形成的，而玻璃体细胞是由于异常玻璃体后脱离伴玻璃体劈裂，从后玻璃体皮质遗留在视网膜表面的[17]。

ILM 被认为在增殖性疾病的发病过程中起着重要作用，这需要细胞在视网膜表面的迁移、黏附和增殖。细胞黏附由一些蛋白质介导，如层粘连蛋白和纤连蛋白。如上所述，层粘连蛋白位于 ILM 的视网膜侧而不是玻璃体侧[5]。此外，在糖尿病或 PVR 患者的眼中发现了纤连蛋白，它不是正常 ILM 的成分[2, 18]。这些发现表明，增殖条件下 ILM 的玻璃体侧发生了变化，容易使细胞黏附。因此，提倡去除病理性 ILM，以防止增殖膜形成。据报道，ILM 剥离减少了视网膜病变手术后的黄斑皱褶[19] 或 ERM 复发[20]。

参考文献

[1] Candiello J, Cole GJ, Halfter W. Age-dependent changes in the structure, composition and biophysical properties of a human basement membrane. Matrix Biol, 2010, 29:402–410. https://doi.org/10.1016/j.matbio.2010.03.004.

[2] To M, Goz A, Camenzind L,et al. Diabetes-induced morphological, biomechanical, and compositional changes in ocular basement membranes. Exp Eye Res, 2013, 116:298–307. https://doi.org/10.1016/j.exer.2013.09.011.

[3] Koo GH, Lee JE, Choi HY, et al. Ultrastructure of the internal limiting membrane removed during macular hole and diabetic macular edema surgery. J Korean Ophthalmol Soc, 2010, 51:42. https://doi.org/10.3341/jkos.2010.51.1.42.

[4] Uechi G, Sun Z, Schreiber EM, et al. Proteomic view of basement membranes from human retinal blood vessels, inner limiting membranes, and lens capsules. J Proteome Res, 2014, 13:3693–3705. https://doi.org/10.1021/pr5002065.

[5] Halfter W, Monnier C, Müller D, et al. The bi-functional organization of human basement membranes. PLoS One, 2013, 8:e67660.https://doi.org/10.1371/journal.pone.0067660.

[6] Henrich PB, Monnier CA, Halfter W, et al. Nanoscale topographic and biomechanical studies of the human internal limiting membrane. Invest Ophthalmol Vis Sci, 2012, 53:2561–2570. https://doi.org/10.1167/iovs.11–8502.

[7] Halfter W, Dong S, Schurer B, et al. Composition, synthesis, and assembly of the embryonic chick retinal basal lamina. Dev Biol, 2000, 220:111–128.https://doi.org/10.1006/dbio.2000.9649.

[8] Halfter W, Dong S, Schurer B, et al. Embryonic synthesis of the inner limiting membrane and vitreous body. Invest Ophthalmol Vis Sci, 2005, 46:2202–2209. https://doi.org/10.1167/iovs.04–1419.

[9] Nakamura T, Murata T, Hisatomi T, et al. Ultrastructure of the vitreoretinal interface following the removal of the internal limiting membrane using indocyanine green.Cur Eye Res, 2003, 27:395–399. https://doi.org/10.1076/ceyr.27.6.395.18189.

[10] Ponsioen TL, van Luyn MJA, van der Worp RJ, et al. Human retinal Müller cells synthesize collagens of the vitreous and vitreoretinal interface in vitro. Mol Vis, 2008, 14:652–660.

[11] Foos RY. Vitreoretinal juncture; topographical variations. Investig Ophthalmol, 1972, 11:801–808.

[12] Matsunaga N, Ozeki H, Hirabayashi Y, et al. Histopathologic evaluation of the internal limiting membrane surgically excised from eyes with diabetic maculopathy. Retina, 2005, 25:311–316. https://doi.org/10.1097/00006982–200504000–00010.

[13] Tamura K, Yokoyama T, Ebihara N, et al. Histopathologic analysis of the internal limiting membrane surgically peeled from eyes with diffuse diabetic macular edema. Jpn J Ophthalmol, 2012, 56:280–287. https://doi.org/10.1007/s10384–012–0130–y.

[14] Kalvoda J, Dušková J, Kuběna A, et al. Morphometry of surgically removed internal limiting membrane during vitrectomy in diabetic macular edema. Graefes Arch Clin Exp Ophthalmol, 2009, 247:1307–1314. https://doi.org/10.1007/s00417–009–1100–z.

[15] Roy S, Maiello M, Lorenzi M. Increased expression of basement membrane collagen in human diabetic retinopathy. J Clin Invest, 1994, 93:438–442. https://doi.org/10.1172/JCI116979.

[16] Feist RM, King JL, Morris R, et al. Myofbroblast and extracellular matrix origins in proliferative vitreoretinopathy. Graefes Arch Clin Exp Ophthalmol, 2014, 252:347–357. https://doi.org/10.1007/s00417–013–2531–0.

[17] Gupta P, Yee KMP, Garcia P, et al. Vitreoschisis in macular diseases. Br J Ophthalmol, 2011, 95:376–380. https://doi.org/10.1136/bjo.2009.175109.

[18] Marano RPC, Vilaro S. The role of fibronectin, laminin, vitronectin and their receptors on cellular adhesion in proliferative vitreoretinopathy. Invest Ophthalmol Vis Sci, 1994, 35:2791–2803.

[19] Foveau P, Leroy B, Berrod JP, et al. Internal limiting membrane peeling in macula-off retinal detachment complicated by grade b proliferative vitreoretinopathy. Am J Ophthalmol, 2018, 191:1–6. https://doi.org/10.1016/j.ajo.2018.03.037.

[20] Díaz-Valverde A, Wu L. To peel or not to peel the internal limiting membrane in idiopathic epiretinal membranes. Retina, 2018, 38:S5–S11. https://doi.org/10.1097/IAE.0000000000001906.

器 械 第3章

3.1 引 言

除了玻璃体切割机器、切割刀、照明设备、灌注套管和套管针外，内界膜（internal limiting membrane，ILM）手术还需要多种器械，其中显微镊是必不可少的。刮刀或 ILM 钩有助于初学者制作 ILM 的起始瓣。根据手术医生的偏好，还需要接触式或非接触式镜片的眼底观察系统。

由于 ILM 手术是一项高阶的手术技术，应由掌握常规玻璃体视网膜手术的手术医生进行。因此，我们将在本章重点讨论 ILM 手术相关器械，而不会提及通用器械。

3.2 显微镊

制作 ILM 破裂口并抓住 ILM 边缘时需要使用带有优质纤细尖端的镊子。理想的显微镊能够通过精确的抓握进行 ILM 的无创剥离。各种精心设计的显微镊尖端满足了手术医生的特定需求（图 3.1）。 对于 ILM 手术，最好使用带环形按压点的手柄，以实现 360° 旋转和操作。

3.2.1 ILM 镊（图 3.1A）

有末端抓取设计的镊子非常适合薄膜组织的抓取。正如其名，这些镊子是 ILM 手术操作的标准工具。尽管专用 ILM 镊针对抓取 ILM 进行了优化设计，但在 ILM 中制作起始裂口仍需要一些手术经验和技巧。Sharkskin ILM 镊（Alcon，Fort Worth，TX，USA）具有细锯齿状的尖端，有助于 ILM 的初始抓握（图 3.1 和图 3.2）。

3.2.2 不对称镊子（图 3.1B）

该显微镊头端的角度符合视网膜的曲率半径，其锥形尖端可提供更好的可视化

© Springer Nature Singapore Pte Ltd. 2021

J. E. Lee et al., *Internal Limiting Membrane Surgery*, https://doi.org/10.1007/978–981–15–9403–8_3

效果。一些手术医生认为，由于接触面更大，不对称的尖端有助于起始阶段的剥离。

3.2.3 末端抓钳（图 3.1C）

该显微镊纤细的尖端增强了可视化效果，宽平台尖端有助于更牢固地抓握 ILM。它们也可用于较硬的膜。

3.2.4 Maxgrip 镊（图 3.1D）

该镊子具有细微纹理的宽阔抓握表面，用于牢固抓握纤维膜或黏附膜。它们可用于在剥离 ILM 之前去除视网膜前膜或纤维膜。

3.2.5 锯齿镊（图 3.1E）

锯齿状尖端可以实现安全地抓取纤维膜。虽然这种镊子也可用于一般用途，

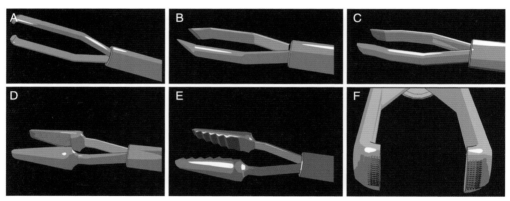

图 3.1 用于玻璃体视网膜手术的各种显微镊。A. 内界膜（ILM）镊。B. 不对称镊子。C. 末端抓钳。D. Maxgrip 镊。E. 锯齿镊。F. Sharkskin ILM 镊

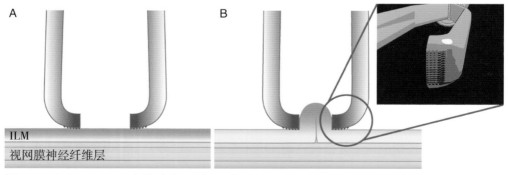

图 3.2 使用 Sharkskin 内界膜（ILM）镊（Alcon，Fort Worth，TX，USA）剥离 ILM。A. 镊子的尖端应用于视网膜表面。B. 闭合镊子时，尖端的纹理表面提高了对 ILM 的抓握力

如去除视网膜前膜或纤维血管膜等，但锯齿状尖端对于增殖性玻璃体视网膜病变中的坚韧膜非常有用。

3.3 刮 刀

在手术开始时，像金刚石膜刮刀或有齿的金属环这样的刮刀可被用于制作ILM 的起瓣边缘。一些手术医生使用这些器械来剥离 ILM，而不仅仅是起瓣。

Finesse Flex Loop（Alcon，Fort Worth，TX，USA）是一种多齿的可伸缩柔性环，可通过改变延伸长度来调整刚度。其凹面设计旨在避免对 ILM 全层的不必要穿透；凹形尖齿的穿透深度一般不超过 ILM 厚度的 85%，因此不会到视网膜神经纤维层。该设计可使 ILM 剥离的起点保持连续。首先，将可伸缩环通过套管插入玻璃体腔，然后将环完全伸展。接下来行重复刮擦，同时可通过伸缩环来增加刚度，直到 ILM 被提起（图 3.3）。

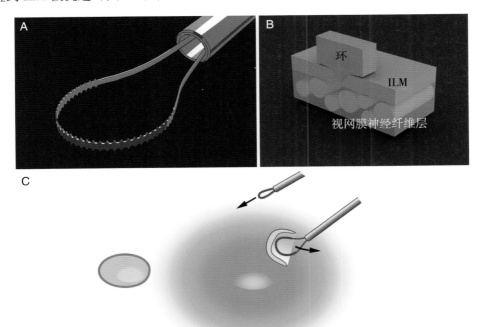

图 3.3 用带有多个尖齿的可伸缩柔性环制作内界膜（ILM）起始瓣。A. Finesse Flex Loop（Alcon, Fort Worth, TX, USA）是具有多个凹面的薄环。B. 该环的设计旨在避免不必要的穿透深度（超过 ILM 的 85%）。C. 刚度可以通过改变长度来调整，通过用调节刚度的环刮擦而提起 ILM

3.4 显微钩

显微钩可用于挑起 ILM 或视网膜前膜以制作初始标记，有利于使用镊子抓取。可用被称为 ILM 钩或 ILM 起子的显微钩启动 ILM 剥离。沿着视网膜神经纤维的方向插入 ILM 钩以制造一个裂口，以最大限度地减少机械损伤。为了更好地抓握，将显微钩旋转 90° 并沿着裂口移动把 ILM 从视网膜上剖开。拉动 ILM 钩可形成狭长的裂口。制造 ILM 裂口后，用显微镊轻松抓住翘起的边缘（图 3.4）。

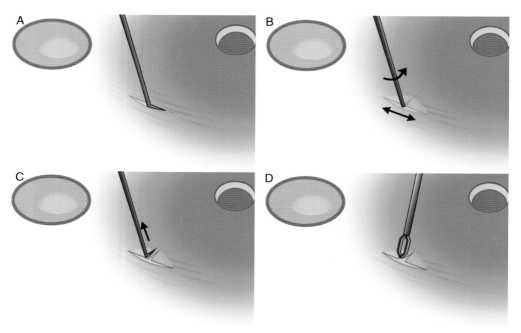

图 3.4 使用显微钩开始剥离内界膜（ILM）。 A. 沿神经纤维层插入 ILM 钩来划开 ILM。B. 将 ILM 钩旋转 90° 并来回移动以分离 ILM。C. 切口是通过提起显微钩制成的。D. 可以使用显微镊抓住 ILM 翘起的边缘

3.5 套 管

对于 ILM 覆盖或填塞技术，强烈建议使用具有阀门的套管。这种套管可以最大限度地减少通过套管的渗漏，降低流体或空气的湍流，在完成 ILM 覆盖时更加安全且容易操作。套管阀门的水密性因制造商而异。相比 Bausch & Lomb 的产品，Alcon 的产品密封性更佳。水密阀门可提供更少的湍流环境和更稳定的眼内压，从而使 ILM 手术获得更多可以预测的结果，尽管手术医生在插入带软头的器械［如

带硅胶头的笛针（译者注：根据临床实践，将原著中"exfrusion needle"统一翻译为"笛针"）〕通过阀门时可能有一定的困难。

3.6 透 镜

玻璃体视网膜手术的眼底观察系统分为两类：非接触式和接触式透镜观察系统。希望有广角视野的医生更喜欢 Resight（Carl Zeiss Meditec AG, Jena, Germany）或 BIOM（Oculus Surgical Inc., Wetzlar, Germany）等非接触式观察系统。相比之下，接触式透镜观察系统虽然视角非常窄，但可提供更好的对比度、放大率和眼底立体图像。进行高度近视眼的 ILM 手术时，强烈建议使用接触式透镜观察系统，因为患者眼轴长度较长，手术器械需以更垂直的角度接近后极，器械手柄容易接触并移动广角系统的镜头（图 3.5）。

一些医生更喜欢将非接触式观察系统切换到放大倍率较高的接触式观察系统，这更有利于玻璃体切除后进行 ILM 手术（剥离、填塞或覆盖）。

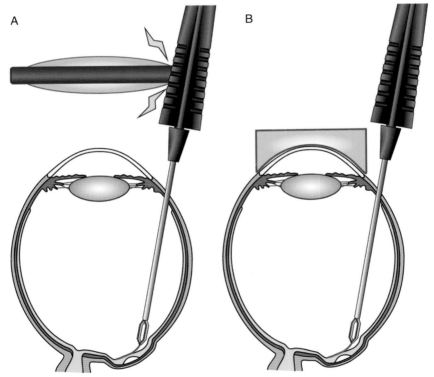

图 3.5 高度近视眼玻璃体切割术的观察系统。A. 在广角系统中接近后极时，仪器手柄可能会接触并移动非接触式镜片。B. 接触式镜片系统为剥膜提供了更稳定的视野

第 4 章　活体染料

4.1　引　言

由于内界膜（internal limiting membrane，ILM）非常薄且透明，因此医生在开始进行 ILM 剥离和确定剥离范围时会存在一定的困难。如果一开始未能抓住剥离的 ILM 边缘，则很难再次抓住边缘并继续剥离。为了克服这个问题，使用活体染料可提高 ILM 在玻璃体切割术中的可见度。ILM 染色使 ILM 手术更加可行，尤其是在近视牵引性黄斑病变等复杂病例，或对于 ILM 覆盖等更复杂的操作过程。

我们将在本章中讨论 ILM 手术中使用的各种重要染色剂。其中一些属于超说明书使用，需由医生负责准备，而另一些则经过区域性批准已商业化使用。

4.2　活体染料

4.2.1　吲哚菁绿

吲哚菁绿（indocyanine green，ICG）是一种三碳菁染料（$C_{43}H_{47}N_2NaO_6S_2$），分子量为 775 Da。它是一种亲水性染料，可与蛋白质牢固结合，不易穿透具有完整细胞膜的细胞。在眼科中，ICG 已用于脉络膜血管造影及角膜内皮细胞和晶状体囊的染色。此外，ICG 已用于玻璃体视网膜手术以辅助术中剥离 ILM。ICG 选择性染色 ILM（图 4.1）。

对于 ILM 染色，推荐的 ICG 浓度为 0.05%~0.125%。染色时间从染色后立刻冲洗到维持 5 min 不等。原则上，建议使用最小浓度和最短暴露时间来避免 ICG 的毒性。ICG 可导致不可逆的视网膜色素上皮（retinal pigment epithelium，RPE）损伤、视野缺损和视神经萎缩[1]。ICG 的毒性似乎与视网膜下暴露有关[2]，据报道，

© Springer Nature Singapore Pte Ltd. 2021

J. E. Lee et al., *Internal Limiting Membrane Surgery*, https://doi.org/10.1007/978–981–15–9403–8_4

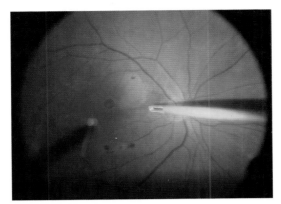

图 4.1　吲哚菁绿（IGG）染色内界膜（ILM）的典型图像

当用于特发性黄斑裂孔（macular hole，MH）时，其效果低于亮蓝 G（brilliant blue G，BBG）[3]。

　　ICG 可用于水眼或气 – 液交换后的空气填充状态。前者的优点是稀释了染料，减少了其对视网膜的损伤。使用后者时，最好仅应用于预期的 ILM 已经被剥离的区域。然而在 MH 手术中，在气体填充眼中应用 ICG，存在高浓度 ICG 视网膜下暴露的风险。为避免视网膜下毒性，可以使用全氟化碳或黏弹剂保护视网膜。

4.2.2　亮蓝 G

　　亮蓝 G（BBG）是一种蓝色染料，分子式为 $C_{47}H_{48}N_3O_7S_2Na$，也称为考马斯亮蓝或酸性蓝 90，分子量为 854 Da。它与几乎所有蛋白质非特异性结合。Enaida 及其同事在玻璃体视网膜手术中首次报道了它的使用[4]。BBG 选择性地染色 ILM（图 4.2）。超说明书使用时，BBG 溶液应在手术现场使用 0.22 μm 的过滤器进行消毒。

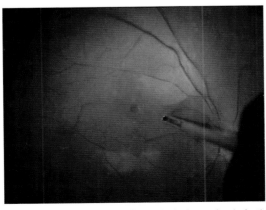

图 4.2　亮蓝 G（BBG）染色内界膜（ILM）的典型图像

最近，商业化产品（ILM Blue, DORC International, Zuidland, The Netherlands）已在欧洲、日本和美国上市。

在水眼中，BBG 的浓度为 0.25 mg/mL（0.5 mL），并应在注入后立即洗除。它还可用于复杂白内障手术中晶状体囊的染色[5]。据报道，BBG 对视网膜和 RPE 的毒性较低。在 1 mg/mL 和 10 mg/mL 的浓度下，与假注射对照相比，凋亡的细胞比例和全域视网膜电图（electroretinogram，ERG）的 a 波和 b 波均未发现显著变化[6]。

然而，据报道，当 BBG 进入视网膜下腔后，可导致 RPE 萎缩[7]。当注射到前房进行晶状体囊染色时，具有一定的角膜内皮毒性[5]。尽管人们普遍认为 BBG 在 ILM 手术中比 ICG 更安全，但眼内 BBG 的安全性和有效性应在进一步的临床和试验研究中得到验证。

4.2.3　锥虫蓝

锥虫蓝（又称台盼蓝）是一种活体染料，广泛用于眼科，可进行角膜内皮细胞和晶状体囊的染色。虽然在玻璃体视网膜手术中，锥虫蓝已被用于后部玻璃体、视网膜前膜（epiretinal membrane，ERM）和 ILM 染色，但它对 ERM 有高度的倾向性（图 4.3）。其分子量为 960.8 Da。术中所用锥虫蓝的浓度范围为 0.06%~0.2%。在低浓度下，锥虫蓝对视网膜或 RPE 没有毒性作用[8]。用于玻璃体视网膜手术的商品化锥虫蓝（Membrane Blue, DORC）的浓度为 0.15%。

4.2.4　无碘吲哚菁绿

无碘吲哚菁绿（infracyanine green，IFCG）与 ICG 不同，因为它不含碘。IFCG 被溶解在 5% 的葡萄糖中成为等渗液（294~314 mOsm/kg）以保持潜在的低毒性，

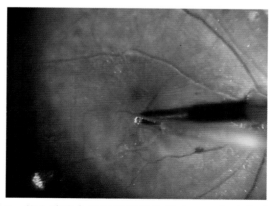

图 4.3　锥虫蓝染色剥离视网膜前膜（ERM）的典型图像

在眼内使用时比 ICG 更安全。在重水下建议使用 2.5~5 mg/mL 浓度的溶液注入黄斑区上方。

4.2.5　曲安奈德

曲安奈德（triamcinolone acetonide，TA）是一种不溶于水的类固醇颗粒，分子量为 434 Da。它不是真正染色 ILM 的染料。应用于黄斑表面的 TA 有助于在剥离过程中显示 ILM 的边界。

TA 的主要优点是提高玻璃体的可见度。由于 TA 颗粒倾向于黏附在玻璃体上，因此通过玻璃体内注射 TA 可以很容易地识别残留的玻璃体皮质和周边玻璃体（图 4.4）。尤其是高度近视眼的后玻璃体膜通常较薄，即使在因玻璃体劈裂而发生后玻璃体脱离后，残留的玻璃体皮质也会阻碍 ILM 被活体染料染色。对于这种情况，应在 ILM 染色之前去除后部玻璃体，使用 TA 进行预处理就是一个非常有益的方法。TA 可能的不良反应是眼压升高和白内障进展。

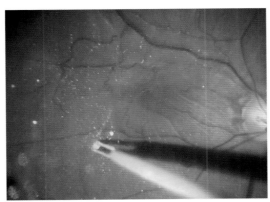

图 4.4　使用曲安奈德（TA）剥离玻璃体后皮质和视网膜前膜（ERM）的典型图像

4.3　双重染色

如表 4.1 所示，每种染料对各种眼内组织都有其自身的亲和力。为了克服单一染色的限制，实际上可以使用两种或多种染料来增强组织的可视度。例如，使用 TA 可使玻璃体后皮质可视化。去除玻璃体后，使用 BBG 对 ILM 进行染色。

现在已有商品化的预混产品。Membraneblue-Dual（DORC International, Zuidland, The Netherlands）是 0.15% 锥虫蓝和 0.025% BBG 的混合物。前者可显示 ERM 和增殖性玻璃体视网膜病变的膜，后者可染色 ILM。

表 4.1　活体染料对眼内组织的亲和力

		吲哚菁绿	亮蓝 G	锥虫蓝	无碘吲哚菁绿	曲安奈德
亲和力	内界膜	高	中	低	高	–
	视网膜前膜	低	低	高	低	–
	玻璃体	低	低	低	低	高

参考文献

[1] Engelbrecht NE, Freeman J, Sternberg P Jr, et al. Retinal pigment epithelial changes after macular hole surgery with indocyanine green-assisted internal limiting membrane peeling. Am J Ophthalmol, 2002, 133: 89–94. https://doi.org/10.1016/s0002-9394(01)01293-4.

[2] Lee JE, Yoon TJ, Oum BS, et al. Toxicity of indocyanine green injected into the subretinal space: subretinal toxicity of indocyanine green. Retina, 2003, 23:675–681. https://doi.org/10.1097/00006982-200310000-00012.

[3] Baba T, Hagiwara A, Sato E, et al. Comparison of vitrectomy with brilliant blue G or indocyanine green on retinal microstructure and function of eyes with macular hole. Ophthalmology, 2012, 119:2609–2615. https://doi.org/10.1016/j.ophtha.2012.06.048.

[4] Enaida H, Hisatomi T, Hata Y, et al. Brilliant blue G selectively stains the internal limiting membrane/brilliant blue G-assisted membrane peeling.Retina, 2006, 26:631–636. https://doi.org/10.1097/01.iae.0000236469.71443.aa.

[5] Park YM, Park JY, Lee JS, et al. Comparative analysis of brilliant blue G and an intracameral illuminator in assisting visualization of the anterior capsule in eyes with vitreous hemorrhage. J Cataract Refract Surg, 2016, 42:1015–1021. https://doi.org/10.1016/j.jcrs.2016.03.038.

[6] Enaida H, Hisatomi T, Goto Y, et al. Preclinical investigation of internal limiting membrane staining and peeling using intravitreal brilliant blue G. Retina, 2006, 26:623–630. https://doi.org/10.1097/01.iae.0000236470.71443.7c.

[7] Malerbi FK, Maia M, Farah ME, et al. Subretinal brilliant blue G migration during internal limiting membrane peeling. Br J Ophthalmol, 2009, 93:1687. https://doi.org/10.1136/bjo.2008.151597.

[8] Li K, Wong D, Hiscott P, et al. Trypan blue staining of internal limiting membrane and epiretinal membrane during vitrectomy: visual results and histopathological findings. Br J Ophthalmol, 2003, 87:216–219. https://doi.org/10.1136/bjo.87.2.216.

玻璃体替代物　第 5 章

5.1　引　言

　　虽然许多材料已经被尝试作为玻璃体替代物，但仅有一小部分具有两个关键特性的材料被用于玻璃体视网膜手术——不溶于水，具有生物相容性。这些特性对于成功的内界膜（internal limiting membrane，ILM）手术非常重要。玻璃体替代物应将部分玻璃体腔与玻璃体液分离，直到细胞变化达到预期的程度，而没有引起炎症或组织损伤等不良反应。空气、气体、硅油和全氟化碳（perfluorocarbon liquid，PFCL）都具有这些特性，通常用于替代玻璃体。

　　玻璃体替代物在膨胀性、界面张力、比重、折射率及持续时间方面具有不同的特征。本章将讨论玻璃体替代物及其特性，以帮助 ILM 手术选择合适的眼内填充物。

5.2　玻璃体替代物

5.2.1　眼内填充用气体

　　空气、SF_6 和 C_3F_8 都是常用的眼内填充气体。空气是非膨胀性的，其他气体是膨胀性的。SF_6 和 C_3F_8 具有较大的分子量，并以极慢的速度扩散到组织中。当未稀释的膨胀气体被注入玻璃体腔，气体气泡由于吸收身体组织中的氮气（N_2）、氧气（O_2）或二氧化碳（CO_2）而膨胀，直至达到平衡，然后逐渐被排出。为了完全置换玻璃体腔，膨胀性气体应被稀释到一个不膨胀的浓度。表 5.1 中总结了这些气体的参数。

5.2.2　硅　油

　　硅油用于难治性病例，在这种情况下填充持续的时间要比气体长。硅油的比

© Springer Nature Singapore Pte Ltd. 2021

J. E. Lee et al., *Internal Limiting Membrane Surgery*, https://doi.org/10.1007/978–981–15–9403–8_5

表 5.1　根据气体浓度的膨胀和持续时间分类

	分子量（Da）	玻璃体腔注射				整体置换	
		扩张性	注射体积	最大扩张	持续时间	非膨胀浓度	持续时间
空气	29	无	0.8 mL	最初量	5~7 d	纯	>1 周
SF_6	146	2 倍	0.5 mL	36 h	1~2 周	18%~25%	>2 周
C_3F_8	188	4 倍	0.3 mL	72 h	6~8 周	14%~18%	>1 个月

重约为 0.975，其浮力比气体的浮力弱得多。有两种类型的硅油可供市场选择，根据黏度大致分为 1000 厘沱和 5000 厘沱。黏度较高的硅油分子量较大。乳化是硅油填充相关不良事件的主要风险。较高的纯度和分子量会降低乳化性。较低黏度的硅油更适合 ILM 填塞或覆盖手术，这些手术的填充时间相对较短（大约 1~3 个月），乳化风险较低。

氟化硅油比水重，可用于下方的复发性视网膜脱离或增殖性玻璃体视网膜病变的眼内填充[1]。氟化硅油比重略高于水，但远低于 PFCL。众所周知，重硅油眼内填充毒性比 PFCL 小，可以用于长期填充[2-3]。

5.2.3　全氟化碳（PFCL）

PFCL 比水重约 2 倍，在玻璃体切割术中可作为术者的"第三只手"。它黏度低，不溶于水或血液。PFCL 用于玻璃体替代物的长期安全性尚未得到证实，所以很少用于眼内填充。由于 PFCL 与水之间的界面张力较低，PFCL 容易乳化。

有几种 PFCL 分子具有不同数量的碳原子。如今，全氟辛烷（perfluoro-n-octane，PFO，C_8H_{18}）和全氟十二烷（perfluorodecalin，$C_{10}H_{18}$）是最受欢迎的。PFO 是 ILM 手术的首选。在液 – 气交换结束时由于表面张力差异，很难识别残余 PFCL（见第 5.4 节）。在常规玻璃体切除手术中，通过以下方式进行玻璃体灌洗以彻底清除残留的 PFCL：尽可能地吸出后极部聚集的液体后，在后极部滴入几滴平衡盐溶液（balanced salt solution，BSS），使残留的 PFCL 小泡显现，使用笛针将 PFCL 小泡和注入的 BSS 一起吸出。

然而，在 ILM 填塞或覆盖手术中，填塞或覆盖的 ILM 可能会由于传统的灌洗步骤而发生移位。PFO 的蒸气压很高，当它与玻璃体腔中的空气接触时很容易蒸发。残留的 PFCL 可通过蒸发去除，而不是用 BSS 清洗。尽可能完全吸入液体后，在不注入 BSS 的情况下，空气冲刷约 2~3 min。气体冲刷过程中，持续清除正聚集到最低位置或视盘视杯处的液体。

虽然术中通常使用重水或 PFCL 压平视网膜或暂时固定的 ILM 瓣 [4-5]，但在手术结束时，它可以被留在玻璃体腔中用来长期填充 [6-7]。然而，尽管已经有一些小型的病例系列研究发表，但其安全性和有效性尚未得到证实。在实验模型中，PFCL 与角膜毒性 [8]、炎症 [9] 和机械性影响 [10] 有关。当作为术后填充物保留时，建议在术后 1 或 2 周内去除 PFCL，以避免其长期毒性或重量对视网膜结构造成机械损伤。如果可以获得，最好使用重硅油，以使术后填充物比玻璃体液重。

5.3　膨胀性与非膨胀性

注入眼内填充物既可以联合全玻璃体切割术替代整个玻璃体，也可以在不移除玻璃体的情况下填充部分玻璃体腔。膨胀性替代物适用于部分填充，而非膨胀性替代物适用于完全置换。

5.3.1　膨胀性眼内填充

眼内气体注射是一种可以在门诊完成的有效治疗方法，用于治疗黄斑下出血、原发性视网膜脱离（rhegmatogenous retinal detachment，RRD）和复发/持续性黄斑裂孔（macular hole，MH）。有效填充物的最小体积被认为是大约 1 mL，可产生 120° 的接触弧。然而，单次注射 1 mL 气体显然太多，眼压可能会升到一个非常高的水平。即使是在玻璃体切除的眼睛，也只有一些特殊的技术才需要替代 1 mL 的体积。因此，注入膨胀性气体可以切实有效地获得一个预期的眼内填充量（图 5.1）。SF_6 或 C_3F_8 是最常用的，建议使用的 0.5 mL 的纯 SF_6 或 0.3 mL 的纯 C_3F_8 的眼内最大膨胀体积约为 1 mL（表 5.1）。

5.3.2　非膨胀性眼内填充

在玻璃体切割术之后，可使用各种替代物完全填充玻璃体腔。与部分填充相比，完全置换有几个优势。完全置换可以提供更持久的填充效果，并且较少依赖患者的体位。无膨胀性的玻璃体替代物通常被用来完全填充，以避免出现高眼压。空气、硅油和 PFCL 在眼内都不扩张。C_3F_8 和 SF_6 气体都可以被稀释到不膨胀的浓度（C_3F_8 为 14%~18%，SF_6 为 18%~25%）。

膨胀性气体可在玻璃体腔之外或之内被稀释至非膨胀浓度。前一种方法将纯气体与空气稀释至预期浓度。为了制作 20% 的 SF_6，将 10 mL 纯 SF_6 与空气混合，

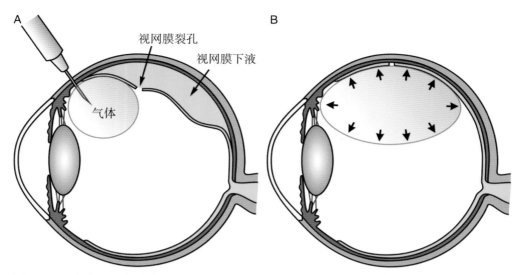

图 5.1 眼内膨胀性气体在孔源性视网膜脱离充气性视网膜固定术中的应用。A. 未行玻璃体切割术，将 0.3 mL 纯 C_3F_8 注射到玻璃体腔内。B. 气泡会在 3 d 内膨胀到 1 mL 左右。眼内填充起到一种机械屏障的作用，防止液化玻璃体进入视网膜下间隙

使其达到 50 mL。在气 – 液交换后，将稀释的 SF_6 气体注入玻璃体腔，以代替空气。

另一种方法是将纯气体注入充满空气的玻璃体腔。按照成年人正视眼的平均值（5 mL）估算玻璃体腔的容积。当玻璃体容积被假定为 5 mL 时，在气 – 液交换后，注入 0.7 mL 纯 C_3F_8 即可获得非膨胀浓度的 C_3F_8（5.0 mL × 14%=0.7 mL）。然而，玻璃体腔的容积有很大的偏差（3.5~9.2 mL）[11]，推测容积的不精确可归因于许多复杂因素，如玻璃体残留量、晶状体状态、眼轴长度及后葡萄肿的存在。为了获得更精确的浓度，应在注射前稀释气体，除此以外，可在液 – 气交换过程中通过收集玻璃体液来测量玻璃体的容积[12]。

5.4 界面张力和表面张力

表面张力表示液体在空气中表面收缩到最小表面积的趋势。当物质与空气以外的其他物质接触时，这种力被称为界面张力。换句话说，界面张力是在两种状态的交界面产生的分子间的吸引力，这些状态可能是水 / 气、气 / 油、水 / 油等。由于玻璃体替代物使用的材料多种多样，因此界面张力是描述其性质的一个相关术语。

界面张力取决于界面上的两种物质，单一物质可能对每种不同的材料具有不

同的界面张力。例如，PFCL 和 BSS 有约 50 达因 / 厘米（dyne/cm）的界面张力（图 5.2A），PFCL 和空气有 15 dyne/cm 的界面张力（图 5.2B）。界面张力的差异解释了以下现象：在 BSS 中 PFCL 的分子之间具有相对较高的吸引力，并形成一个隆起的泡状物。在进行气 – 液交换时，PFCL 泡变扁平，这是由于 PFCL 与空气接触，界面张力从 50 dyne/cm 降至 15 dyne/cm 所致（图 5.2B）。空气中的 PFCL 不易识别，不经灌洗就很难完全清除 PFCL。BSS 与硅油的界面张力为 40 dyne/cm（图 5.2C）[13]，BSS 与空气或气体的界面张力为 70 dyne/cm（图 5.2B）。

以前，对于视网膜脱离来说，玻璃体内填充物中对玻璃体液的高界面张力被认为是最重要的特性[13]。然而，大多数临床医生更喜欢在较复杂的病例中使用低界面张力的硅油，而高界面张力并不是玻璃体替代物的决定性特征。最近的研究表明，置换体积应该是 RRD 填充中的一个重要的效应因子，而界面张力不是[14-15]。

同时，界面张力是 MH 手术的一个重要因素，因为通过填充形成的间隔层被认为是闭合 MH 的关键机制。为了使裂孔闭合，并不一定需要很高的界面张力，使用表面张力较低的玻璃体替代物（如硅油或 PFCL）进行填充也能使裂孔成功闭合。

5.5 浮力和比重

浮力在选择眼内填充物类型时的优先级较低[14]。浮力是由置换的流体产生的一种力，它与重力相反，按照比重的顺序排列物质。力的大小与物体在流体中的浸没体积成正比。在玻璃体腔中，力的大小由包括界面张力在内的其他力共同决定。

对于 MH 手术，人们认为浮力不如界面张力重要。但对于患有后葡萄肿的眼睛，应考虑两种力的联合作用（图 5.3）。为了填满后葡萄肿的空间，应增加玻璃体替代物的表面积，较高的界面张力可能会降低填充的效果。然而，如果浮力够强，足以克服界面张力，葡萄肿的空间可以被填满（图 5.3A）。在这种情况下，对于高度近视眼的 MH 视网膜脱离，硅油将不如眼内气体有效地将黄斑贴附在后葡萄肿内壁上。因为 BSS 中硅油的浮力可能不够大，无法填充后葡萄肿，从而克服 BSS 和硅油之间的界面张力，尤其是对于深部葡萄肿的眼睛（图 5.3B）。

玻璃体替代物的比重决定了患者术后的体位。如果比水轻，则指示患者在一段时间内保持面向下体位。相比之下，患者在使用重型材料后被指示保持仰卧位。

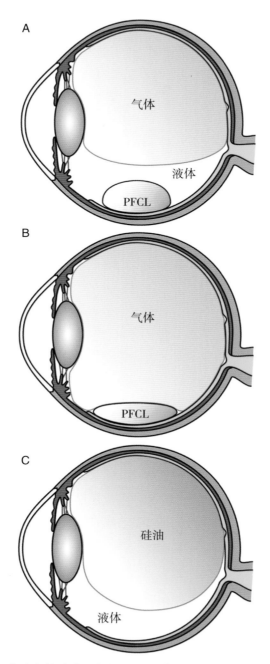

图 5.2 玻璃体液和眼内填充物的界面张力。A. 玻璃体液与气体的界面张力为 70 dyne/cm，与全氟化碳（PFCL）的界面张力为 50 dyne/cm。B. PFCL 与气体之间的界面张力为 15 dyne/cm。C. 玻璃体液与硅油之间的界面张力为 40 dyne/cm，然而，由于较低的浮力，下表面形成一个更凸的结构

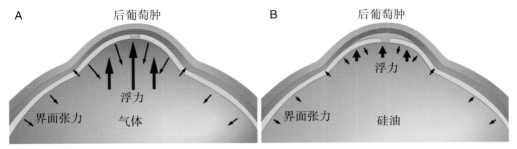

图 5.3　界面张力和浮力在患后葡萄肿的眼中的联合作用。A. 气体具有强大的浮力，可克服界面张力将视网膜推向后葡萄肿。B. 硅油浮力小，并且被后葡萄肿内部的界面张力进一步减弱

5.6　眼内填充物的体积

　　如上所述，最近的研究表明，在填充过程中置换体积将是一个重要因素[14-15]。为了维持由填充物形成的间隔，视网膜裂孔或 MH 的孔应与填充物接触（图 5.4）。如果填充物体积较大（图 5.4C），则目标区域将被填充物覆盖，受患者体位和眼球运动的影响较小。另一方面，如果填充物体积较小（图 5.4A、B），应指示患者保持特定的眼位，以维持玻璃体替代物与目标区域接触。

5.6.1　注射量

　　作为填充物的硅油体积取决于其初始注射量。体积小将减弱填充物的效果，而过量注射可能导致失控性眼压升高。一般来说，建议填充至玻璃体切割术的套管尖端口。要推注预期所需体积的硅油，将光导的尖端置于套管。然后开始注入硅油，同时观察反射和亮度。当硅油到达套管尖端时，反射和亮度会突然发生变化，这时终止注射。如果注射时存在视网膜下液或脉络膜脱离，随着术后液体被吸收，体积百分比将降低。

　　另一方面，气体填充物的体积不仅取决于初始注入体积，还包括吸收率和膨胀性。初始体积与手术结束时的眼内压有关。在关闭所有巩膜切口（无论是否缝合）后，确保无渗漏，然后用棉签等工具轻轻按压眼球以检查眼压。当压力较低时，应额外注入气体以获得足够的术后体积。应预留约 10 mL 的稀释气体作为补充。在上述有残余视网膜下液或脉络膜脱离的情况下，可以考虑使用膨胀浓度的气体。

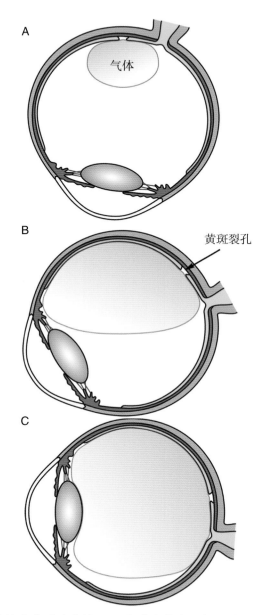

图 5.4　体积在眼内填充中的重要性。A. 当填充物体积较小时，需要限制患者的体位，使其在眼睛的特定位置覆盖裂孔。B，C. 填充物体积越大，对其覆盖眼睛的位置和（或）运动的依赖性越小

5.6.2　填充作用的持续时间

有一些研究显示了气体填充的持续时间。就 SF_6 而言，18% 的 SF_6 在 17.1 d 内消失[16]，30% 的 SF_6 在 18.0 d 内消失[17]。15% 的 C_3F_8 的持续时间为 37.7 d[17]。我们分析了空气持续时间及其相关因素[18]，结果表明，空气的持续时间为 11.1 d，其半衰期为 3.3 d，持续时间与眼轴的长度和眼睛的后囊状态有关。

由于非膨胀浓度的眼内气体在注射后立即开始被吸收，因此由眼内气体引起的异常高眼压并不常见。用气体填充物完全替换玻璃体后，气体的体积根据其吸收率而减少。空气在眼内持续时间最短，C_3F_8 的眼内持续时间最长，SF_6 的持续能力介于两者之间[17]。吸收率也受浓度影响，可根据手术医生的判断自行调整。稀释到较低浓度的气体具有更高的吸收率，并且会更快地被吸收[19]。如果气体浓度高于其非膨胀浓度，气体填充物可能会持续更长时间，并有发生高眼压的风险。

5.7　折射率

折射率（refractive index，RI）是选择填充物时需要考虑的因素之一。水或玻璃体液的 RI 为 1.33。硅油的 RI 为 1.405，高于玻璃体液。气体（RI 为 1.0）、PFO（RI 为 1.27）和全氟萘烷（RI 为 1.31）的 RI 较低。

填充物的 RI 与手术医生的术中视野和患者的术后屈光不正有关。PFCL 具有与水相似的 RI，在玻璃体中较难识别。因此，在手术过程中 PFO（1.27）的轮廓比全氟萘烷更易识别（1.31）。

就屈光不正而言，具有与玻璃体液类似 RI 的玻璃体替代物对于患者早期视力康复更有利，因为即使在玻璃体腔中填充，屈光不正的变化也较小（图 5.5）。

5.8　总　结

当玻璃体替代物注入未行玻璃体切割术的眼睛时，可膨胀属性在选择填充物类型方面具有优先权。而对于整个玻璃体腔的填充，建议使用非膨胀性填充物。体积是填充物发挥填充效应且较少依赖于患者体位的重要因素。术后硅油的用量仅由初始注射量决定。相比之下，气体的体积和持续时间也取决于其吸收率。眼填充物的 RI 影响术后屈光不正。

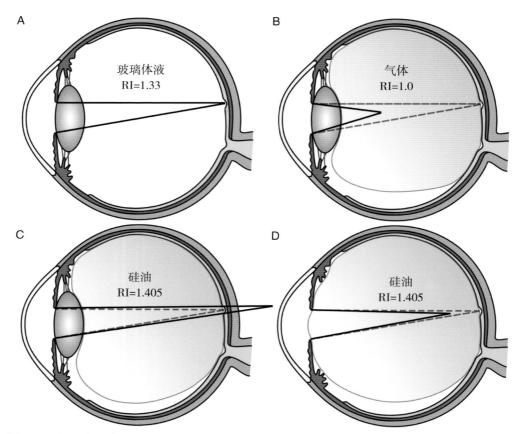

图 5.5　由玻璃体替代物的折射率（RI）和晶状体状态引起的屈光变化。A. 玻璃体替代物引起的屈光变化与玻璃体替代物的 RI 和腔体前部的形状有关。B. 有气体填充的晶状体眼有严重的近视性偏移。C. RI 高于玻璃体液的填充物（如硅油），会引起透镜凹效应和远视性偏移。D. 无晶状体眼的硅油前表面凸出，导致近视性偏移

参考文献

[1] Capoross. Densiron 68 heavy silicone oil in the management of inferior retinal detachment recurrence:analysis on functional and anatomical outcomes and complications. Int J Ophthalmol, 2019, 12:615–620. https://doi.org/10.18240/ijo.2019.04.15.

[2] Dooley IJ, Duignan ES, Kilmartin DJ. Long-term heavy silicone oil intraocular tamponade. Int Ophthalmol, 2016, 36:3–7. https://doi.org/10.1007/s10792–015–0068–4.

[3] Berker N, Batman C, Ozdamar Y, et al. Long-term outcomes of heavy silicone oil tamponade for complicated retinal detachment. Eur J Ophthalmol, 2007, 17:797–803. https://doi.org/10.1177/112067210701700518.

[4] Matteucci A, Formisano G, Paradisi S, et al. Biocompatibility assessment of liquid artifcial vitreous

replacements: relevance of in vitro studies. Surv Ophthalmol, 2007, 52:289–299. https://doi.org/10.1016/j.survophthal.2007.02.004.

[5] Malchiodi-Albedi F, Morgillo A, Formisano G, et al. Biocompatibility assessment of silicone oil and perfuorocarbon liquids used in retinal reattachment surgery in rat retinal cultures. J Biomed Mater Res, 2002, 60:548–555. https://doi.org/10.1002/jbm.10079.

[6] Blinder KJ, Peyman GA, Desai UR, et al. Vitreon, a short-term vitreoretinal tamponade. Br J Ophthalmol, 1992, 76:525–528. https://doi.org/10.1136/bjo.76.9.525.

[7] Drury B, Bourke RD. Short-term intraocular tamponade with perfuorocarbon heavy liquid. Br J Ophthalmol, 2011, 95:694–698. https://doi.org/10.1136/bjo.2009.175216.

[8] Stolba U, Krepler K, Velikay M, et al. Anterior segment changes in rabbits after experimental aqueous replacement with various amounts of different perfuorocarbon liquids. Graefes Arch Clin Exp Ophthalmol, 1999, 237:501–507. https://doi.org/10.1007/s004170050269.

[9] Figueroa MS, Casas DR. Infammation induced by perfuorocarbon liquid: intra- and postoperative use. Biomed Res Int, 2014, 2014:1–8. https://doi.org/10.1155/2014/907816.

[10] Devin F, Jourdan T, Saracco JB, et al. Experimental tolerance to perf luorodecalin used in prolonged intraocular tamponade. Ophthalmologica, 1995, 209:306–314. https://doi.org/10.1159/000310648.

[11] Tanaka H, Nitoh K, Atsuhiro A, et al. Measurement of volume of vitreous space during vitrectomy. Invest Ophthalmol Vis Sci, 2009, 50(13):3169.

[12] Tanaka H, Tanikawa A, Shimada Y, et al. Measurement of the volume of the vitrectomized space during vitrectomy in myopic patients with retinal detachment. Jpn J Ophthalmol, 2020, 64:210–215. https://doi.org/10.1007/s10384–019–00713–3.

[13] de Juan E Jr, McCuen B, Tiedeman J. Intraocular tamponade and surface tension. Surv Ophthalmol, 1985, 30(1):47–51. https://doi.org/10.1016/0039–6257(85)90088–8.

[14] Sheen-Ophir S, Rosner M, Rubowitz A. Feasibility of using experimental high viscosity silicone oils: a pilot study. Int J Retina Vitreous, 2018, 4:3. https://doi.org/10.1186/s40942–017–0105–8.

[15] Friehmann A, Eng UZ, Rubowitz A. Fluid viscosity but not surface tension, determines the tamponade effect of intravitreal fuids in a novel in vitro eye model of retinal detachment. J Mech Behav Biomed Mater, 2020, 101:103452. https://doi.org/10.1016/j.jmbbm.2019.103452.

[16] Shah CP, Hsu J, Spirn MJ, et al. Topical aqueous suppression does not signifcantly affect duration of intraocular gas tamponade after vitrectomy. Retina, 2012, 32:168–171. https://doi.org/10.1097/IAE.0b013e31822092a4.

[17] Kontos A, Tee J, Stuart A, et al. Duration of intraocular gases following vitreoretinal surgery. Graefes Arch Clin Exp Ophthalmol, 2017, 255:231–236. https://doi.org/10.1007/s00417–016–3438–3.

[18] Lee JJ, Kwon HJ, Lee SM, et al. Duration of room air tamponade after vitrectomy. Jpn J Ophthalmol, 2020, 64:216–222. https://doi.org/10.1007/s10384–020–00714–7.

[19] Thompson JT. The absorption of mixtures of air and perfuoropropane after pars plana vitrectomy. Arch Ophthalmol, 1992, 110:1594–1597. https://doi.org/10.1001/archopht.1992.01080230094028.

第6章　内界膜剥离术

6.1　引　言

内界膜（internal limiting membrane，ILM）由米勒（Müller）细胞的基底膜组成，位于视网膜最内层。出于不同目的，ILM 在各种黄斑疾病中被剥离。这种手术技术广泛应用于视网膜前膜（epiretinal membrane，ERM）、黄斑裂孔（macular hole，MH）、糖尿病性黄斑水肿（diabetic macular edema，DME）、近视牵引性黄斑病变（myopic tractional maculopthy，MTM）等眼部疾病。在本章中，我们将总结 ILM 剥离术的手术技巧。

6.2　ILM 剥离术的基本原理

1994 年，Moris 及其同事首次报告了 ILM 剥离术，他们剥离了 Terson 综合征患者眼中的 ILM，以清除 ILM 下出血。在这一系列病例中，他们发现 ILM 剥离的眼睛获得了良好的视觉效果，并且没有 ILM 再生 [1]。基于这一观察，他们建议对患有 MTM 的眼睛进行 ILM 剥离术。在许多黄斑疾病中，去除 ILM 有几个好处：①对于 ERM 和原发性视网膜脱离（rhegmatogenous retinal detachment，RRD），去除 ILM 可完全去除玻璃体后界膜和 ERM 残留，减少 ERM 复发或术后黄斑皱褶的发生；②对于 MH 和 MTM，去除 ILM 可消除视网膜的切线收缩和改善视网膜的柔韧性，促进裂孔闭合，减少视网膜劈裂；③对于 DME 而言，去除 ILM 可以消除紧绷的后部玻璃体膜对黄斑产生的所有牵引力，改善视网膜中的氧合作用，以减少导致血管扩张和血管通透性增高的各种生长因子，并随后促进黄斑水肿的缓解。

6.3　手术技巧

ILM 剥离的手术步骤包括：①如果未发生玻璃体后脱离，在诱导玻璃体后脱

© Springer Nature Singapore Pte Ltd. 2021

J. E. Lee et al., *Internal Limiting Membrane Surgery*, https://doi.org/10.1007/978–981–15–9403–8_6

离之后切除玻璃体；②制作一个 ILM 裂口；③从视网膜上剥离 ILM。

6.3.1 诱导玻璃体后脱离

一旦后部玻璃体被分离和切除，ILM 就可以被剥离。为了确认完全的玻璃体切除，在视网膜表面放置一个带硅胶头的笛针。如果存在玻璃体皮质，当吸气时缓慢移动，吸入的玻璃体皮质会使尖端弯曲 [称为"钓鱼征（fish-strike sign）"]。另一种选择是在黄斑上使用曲安奈德（triamcinolone acetonide，TA）。TA 倾向于黏附在玻璃体上，灌洗玻璃体腔后，黄斑上残留的 TA 结晶表明黄斑上存在玻璃体皮质或玻璃体膜。当残留皮质非常薄且仅通过 TA 的存在来识别时，可以通过 ILM 剥离将残留皮质与 ILM 一起剥离，而无需额外的操作。在这种情况下，黏附的 TA 增强了 ILM 的可视性，剥离时可以不使用活体染料。

在完全切除玻璃体后，强烈建议用活体染料染色 ILM（见第 4 章），尤其对于初学者。即使是经验丰富的玻璃体视网膜手术医生，也很难识别和去除几乎肉眼不可见的 ILM。染色的 ILM 使剥离手术更容易、更安全，减少了对视网膜的机械损伤。

使用锋利的工具，如钩针、弯曲的 MVR 刀，或直接用玻璃体视网膜镊子制作一个 ILM 起始裂口，也可以使用膜刮刀制作起始裂口（见第 3 章）。一旦形成 ILM 裂口，用玻璃体视网膜镊子抓住 ILM 裂口翘起的边缘，平行于视网膜表面，环形剥离 ILM。这类似于白内障手术中的撕囊术。ILM 剥离的详细技术见下文。

6.3.2 ILM 剥离的起始

ILM 剥离最困难的部分是剥离的起始，因为正常的完整 ILM 没有一个裂口或瓣能被镊子抓住。视网膜最显著的机械损伤就发生在这一步。一旦做成裂口，翘起的 ILM 边缘是能够抓牢继续进行剥离的最佳位点。

可直接用显微镊制作 ILM 瓣。市场上的几种显微镊都有粗糙的尖端，有助于 ILM 的最初抓取。将显微镊的尖端接触视网膜表面，闭合镊子同时对视网膜施加轻柔的压力，稍微拉动镊子并观察周围视网膜表面。手术医生将看到由显微镊夹起的 ILM 的皱褶，轻微来回移动镊子有助于识别皱褶。如果怀疑抓握太深已经进入感觉视网膜，放松它，然后重新尝试。在轻柔地提起抓住的 ILM 的同时，可以通过来回移动制作一个裂口（图 6.1）。也可以使用刮刀或显微钩制作 ILM 裂口。使用显微镊之外的器械的替代方法见第 3 章。

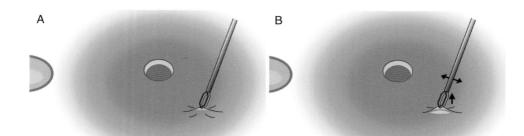

图 6.1 使用显微镊完成内界膜（ILM）剥离的起始。A. 用显微镊夹住 ILM 时，可观察到 ILM 的褶皱。B. 在轻柔地提起抓住的 ILM 的同时，来回移动显微镊，可以在 ILM 上制作一个裂口

6.3.3 剥离 ILM

剥离 ILM 的最佳方法是以环形方式处理 ILM，类似于白内障手术的连续环形撕囊术。在从视网膜上剥离 ILM 时，抓住接近视网膜的 ILM 瓣，通过环形方式能更好地控制剥离方向（图 6.2）。在剥离过程中，镊子与视网膜的距离不能太远，因为与前后方向比较，通过切线方向剥离 ILM 可以将视网膜的机械损伤降至最低。

对于 ILM 的剥离范围，目前尚无共识。一般来说，在患有黄斑疾病的眼睛中，移除 2~4 个视盘直径（disk diameters，DD）范围内的 ILM。通常，3 个 DD 或更大

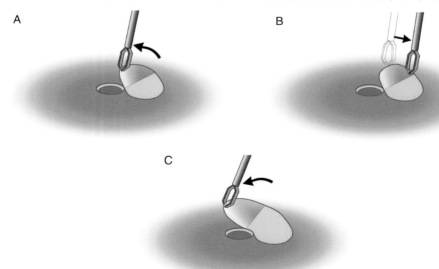

图 6.2 按照连续环形撕囊方式进行内界膜（ILM）剥离。A. 环形、切线方向剥离 ILM。B. 在接近断裂点的位置抓住翘起的 ILM，可以更好地控制 ILM 的剥离方向。C. 环形方式推进剥离 ILM

的范围是可以接受的。小于 2 DD 的小范围剥离可能会导致术后视物变形（见第 9 章）。最近，对于黄斑增厚性疾病（ERM、DME 或 MTM），人们变得倾向于在手术中进行更广泛的切除。然而，在 MH 手术中应考虑到，如果一次手术未能使裂孔闭合，太广泛的 ILM 剥离可能会剔除第二次手术中可能使用的 ILM 填塞 / 覆盖材料。

6.4　ILM 剥离的并发症

黄斑水肿和视网膜出血是与 ILM 剥离手术相关的常见并发症 [2-3]。大多数问题会随着时间的推移而自愈。然而，在抓取 ILM 时，如果将视网膜组织夹得太深，则小概率会发生严重的撕裂性视网膜损伤。如果存在较大的视网膜劈裂腔，出现全层裂伤的风险更高。近视性视网膜劈裂的 ILM 剥离后，由于机械损伤和（或）视网膜神经胶质结构减弱，术后 MH 并不罕见，尤其是在黄斑中心凹脱离的眼睛 [4]。

视网膜神经纤维层分离（dissociated optic nerve fiber layer，DONFL）通常在 ILM 剥离后发现。在蓝色滤镜眼底照片或共焦激光扫描检眼镜中，它表现为沿神经纤维层的弧形暗纹。DONFL 被认为是神经纤维层的分裂，而不是视网膜神经纤维的真正缺损。没有证据表明 DONFL 与术后视力丧失有关（见第 9 章）[5-6]。

参考文献

[1] Morris R, Kuhn F, Witherspoon CD. Hemorrhagic macular cysts. Ophthalmology, 1994, 101(1):1. https://doi.org/10.1016/s0161-6420(13)31237-8.

[2] Haritoglou C, Gass CA, Schaumberger M, et al. Macular changes after peeling of the internal limiting membrane in macular hole surgery. Am J Ophthalmol, 2001, 132:363-368. https://doi.org/10.1016/s0002-9394(01)01093-5.

[3] Haritoglou C, Gass CA, Schaumberger M, et al. Long-term follow-up after macular hole surgery with internal limiting membrane peeling. Am J Ophthalmol, 2002, 134:661-666. https://doi.org/10.1016/s0002-9394(02)01751-8.

[4] Gao X, Ikuno Y, Fujimoto S,et al. Risk factors for development of full-thickness macular holes after pars plana vitrectomy for myopic foveoschisis. Am J Ophthalmol, 2013, 155:1021-1027. https://doi.org/10.1016/j.ajo.2013.01.023.

[5] Mitamura Y, Ohtsuka K. Relationship of dissociated optic nerve fber layer appearance to internal limiting membrane peeling. Ophthalmology, 2005, 112:1766-1770. https://doi.org/10.1016/j.ophtha.2005.04.026.

[6] Miura M, Elsner AE, Osako M, et al. Dissociated optic nerve fiber layer appearance after internal limiting membrane peeling for idiopathic macular hole. Retina, 2003, 23:561-563. https://doi.org/10.1097/00006982-200308000-00024.

第 7 章　内界膜填塞术

7.1 引　言

本章我们将讨论黄斑裂孔（macular hole，MH）眼的内界膜（internal limiting membrane，ILM）填塞术。如第 1 章所述，"ILM 填塞术"指的是一种使用 ILM 来堵塞裂孔的技术，而"ILM 覆盖术"是指将 ILM 作为一个薄片覆盖在 MH 上的技术。根据这一原则，最初由 Michalewka[1] 开展的 ILM 翻转覆盖手术技术也在本章进行阐述。为了开展 ILM 填塞术，手术医生应该熟悉 ILM 剥离术的所有步骤（见第 6 章）。

7.2　ILM 填塞术的基本原理

ILM 手术最开始被用来治疗具有较大 MH 的患眼，是使用 ILM 覆盖 MH 而不是移除 ILM[1]。由于使用 ILM 填塞 MH 是一个相对简单的过程，该技术在慢性、巨大 MH 的初次治疗中受到欢迎 [2-3]。即使对于裂孔周围没有 ILM 的患眼，ILM 填塞术也是可行的（例如，初次 ILM 剥离术后持续存在的 MH）[4]。ILM 填塞手术的关键机制是在裂孔里的 ILM 组织促进神经胶质细胞增殖。ILM 片本身是一个含有生长因子［如睫状神经营养因子（ciliary neurotrophic factor，CNTF）和碱性成纤维细胞生长因子（basic fibroblast growth factor，bFGF）］的神经胶质增殖支架 [5-6]。将 ILM 填塞入 MH 后，即使在巨大或慢性 MH 中，也能有效地促进裂孔闭合。

7.3　ILM 填塞的手术技巧

手术步骤包括：①如果玻璃体存在，切除玻璃体；②识别 ILM 并获得 ILM 片；③将 ILM 片填塞进裂孔；④轻柔的气 – 液交换及眼内填充（空气、惰性气体或硅油）。根据患者的情况或手术医生的偏好，可以采用不同的技术填塞 ILM。

© Springer Nature Singapore Pte Ltd. 2021

J. E. Lee et al., *Internal Limiting Membrane Surgery*, https://doi.org/10.1007/978–981–15–9403–8_7

在处理 ILM 之前，像传统的玻璃体切割术一样切除玻璃体。后部玻璃体应被完全切除。玻璃体内注射曲安奈德有助于确认黄斑区的后部玻璃体膜被完全切除。使用活体染料，如亮蓝 G、锥虫蓝和吲哚菁绿能增强 ILM 的可见度。对于进阶的 ILM 手术来说，活体染料的使用几乎必不可少。然后完成以下操作中的一个。

7.3.1　ILM 填塞并剥离

切除玻璃体后，在 MH 周围约 2 个视盘直径的范围内以环形方式剥离 ILM。但是，ILM 附着在 MH 的边缘，ILM 的外围部分用玻璃体切割器或眼内剪刀进行修整。轻轻地从一边到另一边将 ILM 翻转填塞入 MH 中。手术医生应该小心谨慎，不要将 ILM 填塞得太深。使用显微镊填塞太深可能会造成视网膜色素上皮（retinal pigment epithelium，RPE）损伤。最后，使用最后一边的 ILM 瓣翻转覆盖 MH（图 7.1）。

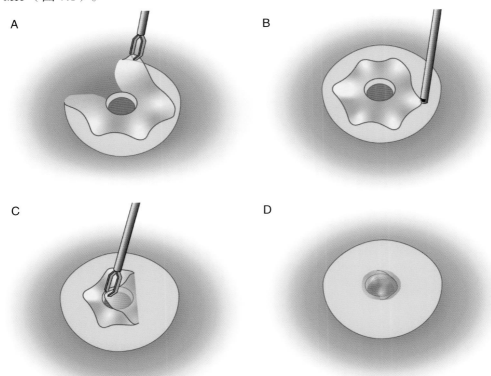

图 7.1　环绕黄斑裂孔（MH）的内界膜（ILM）填塞。A. 大约 2 个视盘直径的 ILM 被剥离，同时保持 ILM 在 MH 边缘附着。B. 用玻璃体切割器修整多余的 ILM。C. 从一边将提起的 ILM 翻转填塞入 MH，然后是另一边。D. 填塞的 ILM 被最后一边翻转的 ILM 覆盖

7.3.2 游离 ILM 填塞

对于 ILM 填塞来说，剥离后的 ILM 可以用来堵塞 MH。类似于 ILM 剥离术，在完全切除玻璃体核心和后皮质之后，裂孔周围 > 2 个视盘直径区域的 ILM 被剥离。在完全分离前，对剥离的 ILM 进行修剪以调整 ILM 片的大小。然后用眼内镊将 ILM 片分离并填塞入裂孔内（图 7.2）。由于最新的 ILM 镊有粗糙的尖端，ILM 片会黏附在尖端上。使用照明探头作为辅助器械使 ILM 片脱离黏附，用闭合的镊子驱使释放的 ILM 片填塞入 MH。

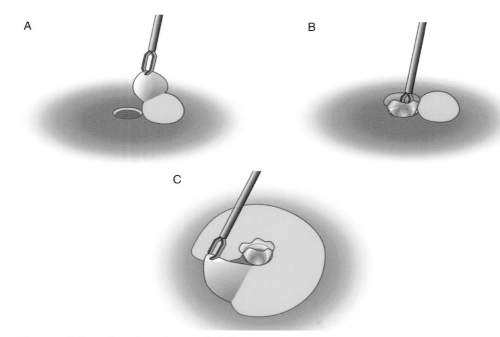

图 7.2　在黄斑裂孔（MH）周围有完整内界膜（ILM）的情况下制作游离 ILM 瓣。A. 像 ILM 剥离手术一样在裂孔周围剥离 ILM。B. 将修整好的 ILM 片填塞入裂孔中。C. 黄斑区 的 ILM 可以被剥离

对于接受了 ILM 剥离术且 MH 周围没有 ILM 的眼来说，游离 ILM 填塞是可行的。在这种情况下，第一步是使用活体染料确定先前 ILM 剥离区域的边界。在确认存在可用于 ILM 填塞的残余 ILM 后，手术医生使用眼内镊抓住 ILM 的边缘并将其剥离（图 7.3）。其余步骤与上述相同。

这项技术的一个重要优点是它可以按计划完成，或在一个失败的覆盖手术中完成。在完成沿环绕孔的 ILM 填塞或覆盖时，ILM 片有时会偶然从孔边缘分离。

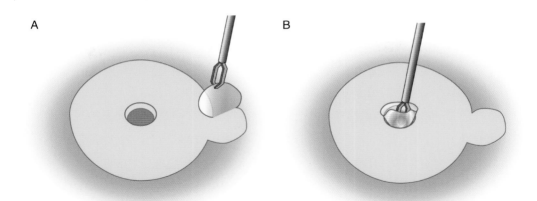

图 7.3　先前经历内界膜（ILM）剥离手术眼的游离 ILM 填塞。A. 在用活体染料确定残余的 ILM 边界后，用显微镊抓住染色的 ILM 边缘。B. 根据裂孔大小修整 ILM 片，然后填塞入裂孔中

在这种情况下，手术可以转换为游离 ILM 填塞，将游离的 ILM 片填塞入 MH。

7.3.3　ILM 填塞不伴剥离

为了克服处理游离 ILM 片的困难，可以保留孔边缘处的 ILM 连接。该技术与 ILM 覆盖术类似（见第 8 章 8.3.1 节），只是将 ILM 瓣插入裂孔内，而不是覆盖裂孔（图 7.4）。与 ILM 覆盖术相比，ILM 填塞术可使被操纵的 ILM 在气 – 液交换过程中处于更稳定的位置。然而，术者必须注意在裂孔周围制作 ILM 瓣时，保持瓣与 MH 边缘的连接。

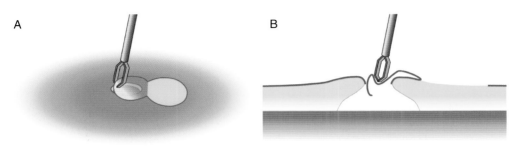

图 7.4　无剥离的内界膜（ILM）填塞。A. 在黄斑裂孔（MH）周围做一个附着于孔缘的 ILM 瓣，不去除 MH 周围的 ILM。B. 将翻转的 ILM 瓣填塞入裂孔中

7.4 ILM 填塞术的难点

7.4.1 确定填塞 ILM 片的量

确定填塞入裂孔的 ILM 大小和数量仍是一个未解的问题。ILM 的大小应根据裂孔的直径仔细确定。如果尺寸太小，ILM 瓣在气 – 液交换过程中丢失的风险增加，MH 可能无法闭合。可以考虑填塞额外的 ILM 片。如果对裂孔的大小来说，ILM 片的量太多，则填塞的 ILM 将作为一个屏障，阻止裂孔边缘的神经感觉视网膜的靠近，或由于裂孔闭合后神经胶质组织的过度增殖，导致不规则的中心凹形成 [3]。第 9 章展示了一个具有代表性的病例。

7.4.2 视网膜色素上皮（RPE）萎缩

虽然已有报道显示巨大 MH 的解剖成功率高，但 ILM 填塞术后的 RPE 萎缩与功能结果有关。在 ILM 片被机械性或化学性地放置在裂孔内时会发生 RPE 损伤。当手术医生将 ILM 片放入裂孔内太深时，眼内镊可以触及裂孔基底部的 RPE。为了避免这种不良事件，镊子放置的深度不应该超过裂孔深度的一半。此外，手术医生必须牢记活体染料对 RPE 细胞毒性的可能，因为染色的 ILM 片要被放置在裂孔内很长一段时间，而 RPE 细胞可能会持续暴露在活体染料中。迄今为止，报道显示亮蓝 G 对 RPE 的毒性比其他几种染料小。

7.4.3 气 – 液交换

当 ILM 片位于裂孔内的适当位置后进行气 – 液交换。这一过程应小心谨慎，以避免 ILM 片丢失。在此步骤中，使用带阀门的套管有利于保持 ILM 片的位置，它减少了交换器械时灌注液的湍流。建议将笛针的尖端放在视盘的鼻侧，以清除液体（图 7.5）。此外，在气 – 液交换之前，可以使用全氟辛烷（重水）或黏弹剂来覆盖裂孔。稳定 ILM 片的辅助物将在第 8 章详细描述。在气 – 液交换过程中，缓慢而轻柔地吸出液体是极其重要的。如果不使用辅助物进行稳定，ILM 片可能会随液体被一起吸走，导致 ILM 片丢失。在气 – 液交换结束时留下少量的液体有助于防止意外的 ILM 损失。

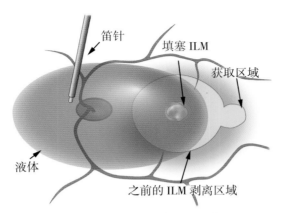

图 7.5 在气 – 液交换过程中，将软头笛针放置在视盘的鼻侧区域，以避免填塞的 ILM 片丢失

参考文献

[1] Michalewska Z, Michalewski J, Adelman RA,et al. Inverted internal limiting membrane fap technique for large macular holes. Ophthalmology, 2010, 117:2018–2025. https://doi.org/10.1016/j.ophtha.2010.02.011.

[2] De Novelli FJ, Preti RC, Ribeiro Monteiro ML, et al. Autologous internal limiting membrane fragment transplantation for large, chronic, and refractory macular holes. Ophthal Res, 2015, 55:45–52. https://doi.org/10.1159/000440767.

[3] Lee SM, Kwon HJ, Park SW, et al. Microstructural changes in the fovea following autologous internal limiting membrane transplantation surgery for large macular holes. Acta Ophthalmol, 2018, 96:e406–408. https://doi.org/10.1111/aos.13504.

[4] Morizane Y, Shiraga F, Kimura S, et al. Autologous transplantation of the internal limiting membrane for refractory macular holes. Am J Ophthalmol, 2014, 157:861–869.e1. https://doi.org/10.1016/j.ajo.2013.12.028.

[5] Uechi G, Sun Z, Schreiber EM, et al Proteomic view of basement membranes from human retinal blood vessels, inner limiting membranes, and lens capsules. J Proteome Res, 2014, 13:3693–3705. https://doi.org/10.1021/pr5002065.

[6] Shiode Y, Morizane Y, Matoba R, et al. The role of inverted internal limiting membrane fap in macular hole closure. Invest Ophthalmol Vis Sci, 2017, 58:4847–4855. https://doi.org/10.1167/iovs.17–21756.

第8章 内界膜覆盖术

8.1 引 言

这一章我们将讨论内界膜（internal limiting membrane，ILM）覆盖术。在第 1 章我们提到，"ILM 覆盖术"是指利用 ILM 薄片覆盖视网膜裂孔的手术技术，因为"瓣覆盖"按字面意思是一薄片沿着固定的一边覆盖或封闭某种物质。另外一类使用折叠的 ILM 填塞黄斑裂孔（macular hole，MH）的技术在第 7 章中被称为"ILM 填塞术"。

ILM 覆盖术是玻璃体视网膜手术中最精细的手术之一。为了达到最终目标，手术医生必须依次完成两级目标：第一，获取足够大小的 ILM 瓣；第二，确保术中和术后瓣的恰当位置。本章的内容着重聚焦这两个方面。

8.2 ILM 覆盖术的基本原理

玻璃体切割术后 MH 闭合的关键机制是胶质增生。许多专家一致认为气体填塞不是产生顶压，而是形成一个隔离空间以利于 MH 处的胶质细胞桥接，从而闭合裂孔。去除 ILM 使神经感觉视网膜更有延展性，以利于孔缘接近。

ILM 覆盖提供了比临时气体更稳定的隔层。ILM 本身有层粘连蛋白和Ⅳ型胶原蛋白参与构成的神经胶质增生的支架[1]。此外，在剥离的人 ILM 组织中发现了睫状神经营养因子（ciliary neurotrophic factor，CNTF）和碱性成纤维细胞生长因子（basic fibroblast growth factor，bFGF）等神经营养因子[2]。这些因子将使 ILM 覆盖瓣下的空间适合神经胶质细胞持续增殖，即使在玻璃体腔气体吸收以后。

ILM 覆盖术后的 MH 延迟愈合支持隔层理论。约有 10% 的眼在术后 1 个月表现为 ILM 瓣覆盖下持续的视网膜神经上皮层缺损。缺损的缝隙逐渐缩小，最终所

© Springer Nature Singapore Pte Ltd. 2021

J. E. Lee et al., *Internal Limiting Membrane Surgery*, https://doi.org/10.1007/978–981–15–9403–8_8

有的病例都愈合 [3]。

由于 ILM 覆盖形成稳定隔层，因此可提倡使用短效填充物，如空气 [3]。当玻璃体腔液体完全被空气置换，术后 1 d 玻璃体腔只有约 80% 的气体填充。10 d 左右，填充的空气被完全吸收，这已足够稳定 ILM 覆盖瓣。短期的玻璃体腔气体填充有助于患者早期康复和视力恢复。与传统的 ILM 剥离术相比，接受 ILM 覆盖术的患者术后 1 个月和 3 个月的视力改善明显更好 [3]。此外，无须延长面向下体位的时间。这些都是 ILM 覆盖术的重要优势。

与 ILM 填塞术相比，用单层 ILM 覆盖 MH 是一种具有更多生理特性的组织重建。ILM 填塞术将剥离的 ILM 塞入 MH 的视网膜神经上皮缺损处。嵌入的 ILM 会干扰外层视网膜的向心性再生。在对比研究中，接受 ILM 填塞术的患者术后均没有提示椭圆体带（ellipsoid zone，EZ）和外界膜带（external limiting membrane，ELM）完全修复的反射信号，而接受 ILM 覆盖术的患者术后分别有 27% 的 EZ 和 69% 的 ELM 完全修复的反射信号 [4]。接受 ILM 覆盖术的患者的术后视力明显更好。

8.3 ILM 覆盖术的操作

按设计的形状剥离 ILM 是 ILM 覆盖术的一项重要技能。术者必须训练有素，熟练使用手术观察系统、玻切设备和镊子等手术器械，还应熟悉 ILM 各层次的生物学特性。此外，建议准备好应对计划外的情况及制作 ILM 瓣失败的预案。

对于 ILM 覆盖术，ILM 染色提高其可视度至关重要。由于 MH 基底的黏稠液体在 ILM 覆盖后无法抽吸，建议在覆盖之前抽吸孔基底部液体。吸除孔底液体有两个目的：①去除残留的活体染料以减少对视网膜外层组织的毒性；②通过加速瓣下液体的吸收促进裂孔的闭合。

8.3.1 不剥离 ILM 的 ILM 覆盖术

不剥离 ILM 可以制作成 ILM 覆盖瓣 [5]。如果术者决定制作不剥离 ILM 的覆盖瓣，MH 上方是优选位置，因为覆盖的瓣能随重力作用挂在 MH 上 [5-6]。

为了用 ILM 瓣覆盖 MH，最重要的是获得一片足够大小的 ILM。一般建议制作比孔径大 0.5~1 mm 的瓣。较大的瓣更容易完全覆盖 MH。

一旦瓣被撕成碎片，就很难用一片 ILM 瓣覆盖 MH。最好制作一个较大的 ILM 瓣，然后用玻切头修剪。当撕裂至预设的 ILM 瓣区域时，停止剥离，然后在远离 MH 的新位点起瓣（图 8.1）。在靠近撕裂位点的地方抓取 ILM 有助于按照设

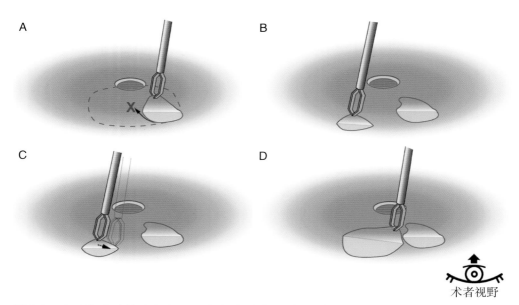

图 8.1　处理撕碎的瓣的方法。A. 当内界膜（ILM）撕裂进入预留的瓣区域（虚线）时就停止剥离。B. 在远离黄斑裂孔（MH）处重做一个新的。C. 抓住靠近撕裂点的 ILM 可以更好地控制撕扯方向。D. 继续提拉 ILM 瓣与上次撕裂处相接

计制瓣。

　　ILM 瓣的冗余部分可以用玻切头修剪。如果液流或负压过高，瓣可能会丢失。为了避免这种事件的发生，可在将 ILM 提到 MH 边缘之前就修剪，然后再继续向前提拉（图 8.2）。如果你不确定尺寸是否合适或是否修剪到位，过大的瓣也是可以接受的[7]。被单层 ILM 覆盖的神经感觉视网膜相对处于生理状态，ILM 覆盖术引起神经胶质细胞过度增生的风险较低，即使在过多的 ILM 覆盖后[4]。

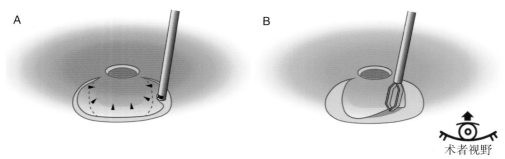

图 8.2　修剪多余的瓣。A. 可以使用玻切头修剪多余的内界膜（ILM）瓣，此时大部分预设的瓣区域（箭头）仍然和视网膜黏附以防止偶然丢失瓣。B. 修剪后，继续剥离 ILM 制作瓣

接下来进一步提拉 ILM 从而使整个瓣覆盖 MH。术者必须注意保持瓣与 MH 边缘处于黏附状态。应确保黏附物的边缘是安全的，以减少瓣丢失的风险（图 8.3D）。抓取 ILM 时不要太用力，新近的玻璃体镊尖端表面粗糙能更好地抓取，但有时会在抓取位置出现撕裂。

提起的 ILM 瓣可能是视网膜侧向外卷曲的，卷曲的瓣可以使用玻璃体镊展开（图 8.3）。用闭合的镊子推动瓣使其展开。抓住瓣的边缘，在避免其卷曲的同时，将提起的瓣翻转覆盖 MH。然后用闭合的镊子轻轻按压瓣，暂时维持瓣的位置，直到进行下一步。

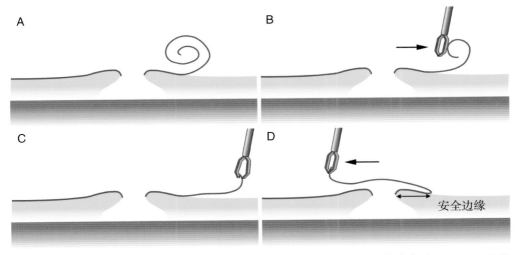

图 8.3　展开卷曲的内界膜（ILM）瓣。A. 剥离的 ILM 的视网膜侧向外卷曲。B. 可以用闭合的玻璃体镊展开瓣。C. 在瓣再次卷曲之前用镊子抓住瓣的边缘。D. 翻转留有安全边缘的 ILM 瓣覆盖黄斑裂孔（MH）

8.3.2　剥离 ILM 的 ILM 覆盖术

对于剥离 ILM 的 ILM 覆盖术，通过撕除其余部分的 ILM 制作一个 ILM 瓣会更好一些。换句话说，ILM 瓣是通过剥离瓣区域以外的 ILM 来完成的。如果在剥离 ILM 之前制作 ILM 瓣，则瓣丢失的风险很高，因为瓣可以随着剥离的 ILM 一起从视网膜上分离。

在一些难度较大的病例，如视网膜脱离或高度近视伴后葡萄肿，很难按计划剥离 ILM，术者不能没有计划地仓促剥离 ILM。最好的方法是像连续环形撕囊术一样多处连续性撕除 ILM（图 8.4）。如果 ILM 剥离持续朝着一个方向，则分离的

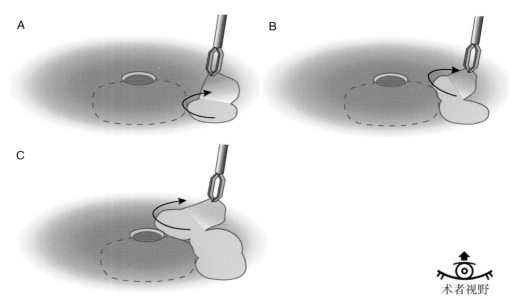

术者视野

图 8.4　按预期形状剥离内界膜（ILM）。A. 利用撕囊的方式剥离 ILM，可以按照预期对剥离进行良好的控制。B. 下一次剥离始于前一次剥离的边缘。C. 通过一系列类似撕囊术的剥离按计划剥离 ILM

ILM 会被束缚在与剥离方向相反的末端。所以在困难的情况下，按照撕囊的方法剥离 ILM 是一种很有效的方法。

如上所述，更可靠的方法是制作一个较大尺寸的瓣，然后进行修剪。在剥离非瓣区域的 ILM 后，开始提起瓣；在部分提起以后，多余的瓣可以被安全地修剪；然后继续提起留有安全边缘的瓣，用翻转的瓣覆盖 MH。

8.3.3　游离的 ILM 覆盖术

以下几种情况都能使用游离的 ILM 覆盖术。当 MH 周围的 ILM 在之前的手术中已经被剥离，就应该按照游离瓣的方式在剥离区之外获取 ILM 瓣。如果按计划制作的 ILM 瓣从 MH 边缘分离，同样值得尝试使用分离的 ILM 作为游离瓣覆盖 MH。建议游离瓣的大小至少是 MH 直径的 2 倍。

中心凹周围的 ILM 最厚，这是获取游离 ILM 瓣的最佳位置。如果在之前的手术中 ILM 已经被广泛撕除，则很难获得足够大小的 ILM 瓣，因为黄斑区以外的 ILM 变得更薄。

如前所述，最近设计的末端抓钳的前端有粗糙的表面，当在预期位置松开

ILM 瓣时，ILM 经常会黏附在镊子尖端。这个干扰性事件可以通过闭合的镊子尖端带动游离瓣来避免 [8]。

由于游离瓣没有固定在视网膜上，瓣可能会飘走，所以无法在 MH 上稳定下来。让游离瓣保持在恰当位置很有挑战性，详见下文。如果用游离 ILM 瓣单层覆盖 MH 失败，将操作过程转换为 ILM 填塞是一个合理的选择，即将获取的 ILM 填塞到 MH 中。

8.4 维持 ILM 瓣的位置

保持术后 ILM 瓣覆盖 MH 对于 ILM 覆盖术的成功至关重要。MH 必须由 ILM 瓣完全覆盖，且瓣应在气 – 液交换时保持良好位置，直到患者保持面朝下体位。可以应用一些方法完成此步骤，无论有无辅助剂。

8.4.1 气 – 液交换

气 – 液交换是保持瓣位置的最关键步骤，此过程引起湍流可能会使瓣从 MH 处移位。第一个风险甚至发生在开始此步骤之前。当转换手术器械，将显微镊换成笛针时，湍流就会发生。可以先输入气体，待看到玻璃体腔出现气泡后再换器械 [9]。这种操作能减小换器械时的湍流。强烈推荐使用带阀的套管。

应缓慢地用空气置换液体，让液体充分地迁移到后极部。玻璃体基底部液化的玻璃体通常是黏稠的。通过将笛针头放在周边网膜提升针头挤压出拉丝状的现象来证实。如果这些黏性液体在气 – 液交换结束时从后极部被吸除，则引起的湍流可能使瓣移位。所以建议在液化的玻璃体到达后极部之前尽可能地将其吸除，即在气 – 液交换时将笛针头放在周边部 [5]。一些术者进行不完全气 – 液交换以防止最后一滴液体吸出时产生的湍流 [9]。这也是可行的，但是在手术结束的步骤中会增加瓣移位的风险。

8.4.2 瓣的位置

关于制瓣的位置存在争论，多个系列的病例研究阐述了在不同部位做瓣的优势。

上方位的瓣是减少术后瓣丢失的最佳选择。在气 – 液交换结束以后，手术结束时的几个操作步骤（拔出套管、滴眼膏、包眼等）会不可避免地导致残留的液体在后极部聚集。在面朝下体位时聚集的残余液体可能会使瓣移位。如果瓣的根部连接在上方，瓣会因重力作用而悬挂覆盖在 MH 上。

在无稳定剂的情况下，颞侧的瓣有助于将瓣保持在恰当位置[10]。在最低垂的位置或视杯处完全清除玻璃体腔液体。因此，液流从颞侧经 MH 到视杯，颞侧位的瓣能使气－液交换时的瓣移位最小化。有报道称，颞侧瓣的另一个优点是可以最大限度地减少对盘斑束的手术创伤[6]。若制作了颞侧 ILM 瓣，在采取面朝下体位之前行对侧眼向下的侧卧位有可能降低瓣的移位。

研究认为颞上方的瓣兼备颞侧和上方位瓣的优点。高度近视 MH 的小样本病例研究报道，除了用剥离的 ILM 进行覆盖外没有其他额外操作时，裂孔闭合率为 100%[11]。

8.4.3 稳定剂

各种用来稳定 ILM 瓣位置的辅助剂都有报道，包括黏弹剂、重水、自体血。每种方法都各有利弊。

黏弹剂可用于瓣的稳定[12-13]。黏弹剂的优点是随时可用且可吸收。不同黏弹剂产品其生物学特性也有所不同，对于此种用途，无法获得最佳材料的相关数据。在发表的文献中既有内聚型黏弹剂材料[13]，也有离散型[12]。

黏弹剂注入覆盖好 MH 的 ILM 瓣上，防止瓣在气－液交换过程中移位或丢失。黏弹剂较轻，如果在玻璃体腔中部注射可能会从 MH 处飘走。注射针头应放置在接近应用区域。停止灌注可能有助于更加稳定的落点[13]。考虑到生物学特性，离散型的材料可能更适用于 ILM 瓣手术。同样有报道黏弹剂 Viscoat（Alcon Laboratories, Fort Worth, TX, USA）能像胶水一样稳定 ILM 瓣，同时保护 MH 避免吲哚菁绿毒性。

一些文献报道了自体血凝块（autologous blood clot，ABC）的应用[14-15]。通常 ABC 用于 ILM 填塞而不是 ILM 覆盖术。ABC 是通过形成血凝块来稳定 ILM 和 MH。为了形成血凝块，新鲜全血应在玻璃体腔内使用之前获取。除此以外，在玻璃体注射前要准备混合有抗凝剂［如依地酸二钠（EDTA）或柠檬酸－磷酸－葡萄糖－腺嘌呤－1（CPDA-1）］的全血，并添加葡萄糖酸钙[14]。自体血的优点是不用去除血凝块，其能保证术中持久的固定性能。另外，自体全血中的成分，如纤维蛋白和生长因子，能够促进裂孔的闭合[14-15]。然而，血液对神经感觉视网膜的潜在毒性及对血液准备相关感染的担忧，仍是尚待解决的问题。

重水是唯一被批准用于玻璃体视网膜手术的辅助剂。已有商业化的产品可用于玻璃体腔内使用。重水比灌注液重，可有效地压在 ILM 瓣上。另一个重要的优点是可以在重水下进行 ILM 的操作[8]。主要缺点是手术结束时需要移除。在移除残余重水时可能会引起 ILM 瓣的移位。所以建议使用全氟辛烷（perfluoro-n-octane，PFO），因为它的蒸气压高，可在气 – 液交换过程中蒸发，不需要可能造成瓣移位的灌洗。移除重水后瓣移位的风险较高，优选空气填充减少惰性气体 – 空气交换的时间。或者直接用重水 – 硅油置换填充或气 – 液交换后行硅油填充。如果残留了 PFO，在取硅油时移除。作为眼内填充物，重水可能要在 2 周内移除[16]。在这种情况下，必须避免面朝下体位。

当注入 PFO 时，建议将注射头尖端放在瓣的交连处（图 8.5）。然后扩张的PFO 泡会将覆盖在 MH 上的 ILM 瓣展开[5]。在大多数情况下，0.5 mL 足以使 ILM瓣在气 – 液交换时保持在恰当位置。

游离的 ILM 瓣难以稳定，因为注入的 PFO 本身的表面张力和湍流可能会使ILM 移位。在游离 ILM 覆盖术中有一个手术技巧，即让预先注入的 PFO 泡滚动到ILM 瓣上[8]。具体操作为先注入一个小的 PFO 泡在视盘上，在制作瓣之前先不要覆盖 MH。然后将获取的 ILM 瓣覆盖 MH，用闭合的镊子轻压。将 PFO 泡移动到接近 ILM 瓣后，通过转动眼球将重水滚动到瓣上，同时抽出镊子（图 8.6）。继续注入 PFO 至总量为 0.5~1.0 mL。可以在 PFO 下用镊子调整瓣的位置。PFO 在气 –

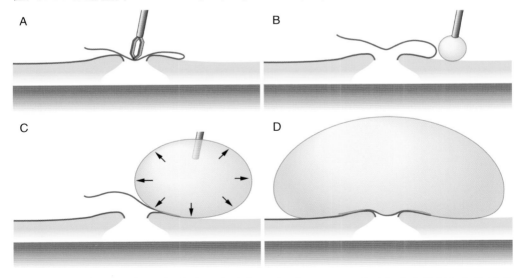

图 8.5 用全氟辛烷（PFO）覆盖内界膜（ILM）瓣。A. 可以用闭合的显微镊轻轻按压暂时稳定 ILM 瓣。B. 开始在瓣连接处的外侧注入 PFO。C. 不断扩大 PFO 泡展开 ILM 瓣覆盖黄斑裂孔（MH）。D. 继续注射足够量的 PFO 稳定 ILM 瓣直到气 – 液交换结束

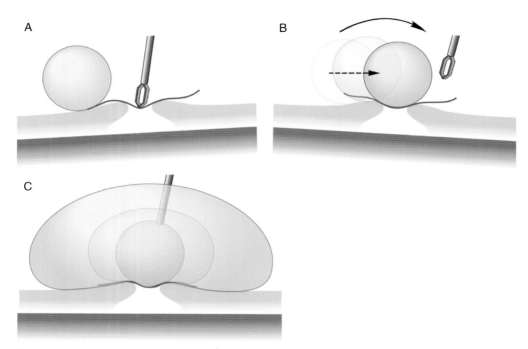

图 8.6　稳定游离的内界膜（ILM）瓣。A. 在放置 ILM 瓣之前已经注入了少量全氟辛烷（PFO），用显微镊轻压游离的 ILM 瓣将其保持覆盖在黄斑裂孔（MH）处。B. 通过转动眼球将 PFO 压到瓣上，同时抽出镊子。C. 注入足够多的 PFO 稳定 ILM 瓣以完成后续的手术操作

液交换结束时移除。

8.5　ILM 覆盖术的替代选择

如果初始的 ILM 剥离封闭 MH 失败，且已大范围剥离 ILM，则无法再获取足够大的 ILM 瓣。在这种情况下术者有几个 ILM 覆盖术的替代选择。

8.5.1　多重游离 ILM 填塞

第一个简单的选择是多重 ILM 填塞。即使足够大的单片 ILM 难以获取，在大多病例仍能获得小片的 ILM。可撕除多个小片 ILM 填塞 MH[17]。

8.5.2　晶状体囊膜

晶状体囊膜可以替代 ILM 覆盖。在有晶状体的眼中，可以通过白内障超声乳化和玻璃体切割联合手术获得晶状体前囊膜。在人工晶状体眼，可以使用玻璃体镊或弯曲的剪刀连续环形撕下后囊。晶状体囊膜瓣的大小应稍大于 MH。其余操

作与游离 ILM 覆盖术或填塞术一样。如果已经完成后囊膜切开术，这种选择方法就不适用了。

8.5.3 自体视网膜移植片

自体全层视网膜瓣可以用于难治性 MH 病例[16, 18]。在血管弓外的中周部获取材料。若用气体/硅油填充可采取上方取材，若用重密度的填充物可在下方取。先使用环形的眼内光凝，取材的大小根据 MH 的大小调整。在取材的边缘行眼内电凝或光凝。使用玻璃体剪剪下移植片。将游离的视网膜移植片放置在 MH 处，注入 PFO 固定。术者应该谨慎，不要将移植片上下面颠倒。然后，瓣在 PFO 下延展至完全覆盖 MH。这些步骤可以在 PFO 注入覆盖取材部位之后操作。

移植以后，视网膜瓣与视网膜融合，一半的患者视力有改善[16]。虽然在光学相干断层扫描上视网膜外层的反射信号有一些恢复，但尚不清楚突触连接是否建立。

自体视网膜瓣手术可以应用到所有病例，不论 ILM 和 MH 是何状态。神经感觉视网膜瓣比其他材料的瓣都厚，并有良好的可操作性[16]。术者应关注和处理取材部位相关的视网膜脱离和增殖性玻璃体视网膜病变。

参考文献

[1] Uechi G, Sun Z, Schreiber EM, et al. Proteomic view of basement membranes from human retinal blood vessels, inner limiting membranes, and lens capsules. J Proteome Res, 2014, 13:3693–3705. https://doi.org/10.1021/pr5002065.

[2] Shiode Y, Morizane Y, Matoba R, et al. The role of inverted internal limiting membrane flap in macular hole closure. Invest Ophthalmol Vis Sci, 2017, 58:4847–4855. https://doi.org/10.1167/iovs.17–21756.

[3] Pak KY, Park JY, Park SW, et al. Effcacy of the perfuoro-n-octane-assisted single-layered inverted internal limiting membrane flap technique for large macular holes. Ophthalmologica, 2017, 238:133–138. https://doi.org/10.1159/000477823.

[4] Park JH, Lee SM, Park SW, et al. Comparative analysis of large macular hole surgery using an internal limiting membrane insertion versus inverted flap technique. Br J Ophthalmol, 2019, 103:245–250. https://doi.org/10.1136/bjophthalmol–2017–311770.

[5] Shin MK, Park KH, Park SW, et al. Perfuoro-n-octane-assisted single-layered inverted internal limiting membrane flap technique for macular hole surgery. Retina, 2014, 34:1905–1910. https://doi.org/10.1097/IAE.0000000000000339.

[6] Michalewska Z, Michalewski J, DulczewskaCichecka K, et al. Temporal inverted internal limiting membrane flap technique versus classic inverted internal limiting membrane flap technique. Retina, 2015, 35:1844–1850. https://doi.org/10.1097/IAE.0000000000000555.

[7] Chen SN. Large semicircular inverted internal limiting membrane flap in the treatment of macular hole in high myopia. Graef's Arch Clin Exp Ophthalmol, 2017, 255:2337–2345. https://doi.org/10.1007/s00417-017-3808-5.

[8] Park SW, Pak KY, Park KH, et al. Perfuoro-n-octane assisted free internal limiting membrane flap technique for recurrent macular hole. Retina, 2015, 35:2652–2656. https://doi.org/10.1097/IAE.0000000000000754.

[9] Chen SN, Yang CM. Lens capsular flap transplantation in the management of refractory macular hole from multiple etiologies. Retina, 2016, 36:163–170. https://doi.org/10.1097/IAE.0000000000000674.

[10] Ho TC, Ho A, Chen MS. Vitrectomy with a modifed temporal inverted limiting membrane flap to reconstruct the foveolar architecture for macular hole retinal detachment in highly myopic eyes. Acta Ophthalmol, 2018, 96:e46–53. https://doi.org/10.1111/aos.13514.

[11] Yamashiro K, Kinoshita-Nakano E, Ota T, et al. Floating flap of internal limiting membrane in myopic macular hole surgery. Graefes Arch Clin Exp Ophthalmol, 2018, 256:693–698. https://doi.org/10.1007/s00417-018-3936-6.

[12] Song Z, Li M, Liu J, et al. Viscoat assisted inverted internal limiting membrane flap technique for large macular holes associated with high myopia. J Ophthalmol, 2016, 2016:8283062. https://doi.org/10.1155/2016/8283062.

[13] Morizane Y, Shiraga F, Kimura S, et al. Autologous transplantation of the internal limiting membrane for refractory macular holes. Am J Ophthalmol, 2014, 157:861–869.e1. https://doi.org/10.1016/j.ajo.2013.12.028.

[14] Chakrabarti M, Benjamin P, Chakrabarti K,et al. Closing macular holes with "macular plug" without gas tamponade and postoperative posturing. Retina, 2017, 37:451–459. https://doi.org/10.1097/IAE.0000000000001206.

[15] Lai CC, Chen YP, Wang NK, et al. Vitrectomy with internal limiting membrane repositioning and autologous blood for macular hole retinal detachment in highly myopic eyes. Ophthalmology, 2015, 122:1889–1898. https://doi.org/10.1016/j.ophtha.2015.05.040.

[16] Grewal DS, Mahmoud TH. Autologous neurosensory retinal free flap for closure of refractory myopic macular holes. JAMA Ophthalmol, 2016, 134:229–230. https://doi.org/10.1001/jamaophthalmol.2015.5237.

[17] Chen SN, Hsieh YT, Yang CM. Multiple free internal limiting membrane flap insertion in the treatment of macular hole-associated retinal detachment in high myopia. Ophthalmologica, 2018, 240:143–149. https://doi.org/10.1159/000487337.

[18] Grewal DS, Charles S, Parolini B, et al. Autologous retinal transplant for refractory macular holes: Multicenter international collaborative study group. Ophthalmology, 2019, 126:1399–1408. https://doi.org/10.1016/j.ophtha.2019.01.027.

内界膜手术后的黄斑改变 第 9 章

9.1 引 言

内界膜（internal limiting membrane，ILM）是一个相对刚性的结构，维持神经感觉视网膜的完整性。因此，ILM 撕除后黄斑部会出现结构改变，其中一些改变不会对黄斑的功能产生明显影响。然而许多研究表明，术后黄斑的损害会对视功能产生很大的影响，尤其是视物变形。本章将讨论 ILM 手术后黄斑的改变，重点讨论解剖学结构和功能的关系。

9.2 视网膜神经纤维层分离

视网膜神经纤维层分离样改变（dissociated optic nerve fiber layer，DONFL）首次报道于视网膜前膜（epiretinal membrane，ERM）术后[1]。DONFL 指的是黄斑部沿着视网膜神经纤维层走行对应的弓形纹。短波长光，如蓝光或红光比彩色眼底照片能更明显地显示 DONFL（图 9.1）。光学相干断层扫描（optical coherence tomography，OCT）在 ILM 层面的 en face 图像或者立体图像有助于展示 DONFL[2]。DONFL 通常在术后 6 个月变得更加明显，后续变化不大[3]。新的发展不晚于 3 个月[4]。

研究认为 DONFL 的发生归结于 ILM 剥离，因为在黄斑前膜手术中经常同时将 ILM 和黄斑前膜一起去除[5-6]。从 14 例患者获取手术标本，所有的黄斑前膜标本中均有 ILM。黄斑裂孔（macular hole，MH）的手术更清晰地显示了 DONFL 与 ILM 剥离的关系[3]。在 ILM 剥离的眼中，54% 都发现 DONFL，但 ILM 未剥离的眼则没有 DONFL。此外，DONFL 仅在 ILM 剥离区域见到，而不是在剥离区域外[2,4]。

© Springer Nature Singapore Pte Ltd. 2021

J. E. Lee et al., *Internal Limiting Membrane Surgery*, https://doi.org/10.1007/978-981-15-9403-8_9

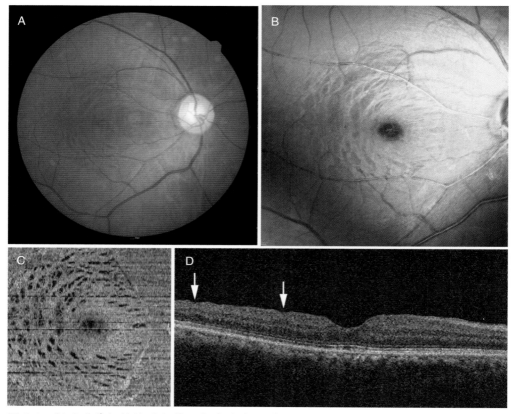

图 9.1 视网膜神经纤维层分裂。内界膜（ILM）剥离区域内沿视网膜神经纤维层拉长的视网膜纹理见彩色眼底照片（A）、无红光照片（B）和 en face 光学相干断层扫描（OCT）图（C）。截面 OCT 图中可见浅凹（D，箭头）

ILM 剥离术后出现 DONFL 的发生率超过 50%，尽管报道各不相同（54%~84%）[3-4, 7]。没有显示与活体染料或剥膜技术的相关性 [3, 8]。剥离的范围似乎是其中一个因素 [7]。

尽管大家一致认为 ILM 剥离造成了 DONFL 的发生，但是确切的机制尚未阐明。一般来说，大多数研究者认为 DONFL 并不代表视网膜神经纤维层的真实缺损，因为之前没有研究表明有 DONFL 的眼存在明显的功能性差异，如视力、视野敏感度或暗点 [1, 3-4]。虽然 OCT 显示了视神经纤维层的局灶性裂开 [3]，但容积成像 OCT 图像提示 DONFL 是内层视网膜的凹陷，与意外伤导致的视网膜神经纤维层损伤或高眼压引起的视网膜神经纤维层变薄具有不同的特征 [2]。

DONFL 改变被认为是 ILM 剥离后米勒（Müller）细胞损伤修复的结果。在玻璃体切割术中获得的 ILM 标本上都存在米勒细胞碎片已经被一致报道 [9-11]。一项前瞻性研究的后续分析发现，ILM 剥离后内层视网膜厚度的急性增加与后期 DONFL 的发生相关，表明手术创伤是机制之一 [8]。众所周知，米勒细胞的分布是不均匀的。因此，剥离 ILM 及对米勒细胞的损伤可能导致视网膜神经纤维束的分裂，不规则的视网膜内层凹陷可能源于不规则分布的米勒细胞的丢失及愈合过程，即使没有造成神经节细胞或视网膜神经纤维束的丢失 [2, 4]。

9.3　ILM 剥离后的黄斑形变

9.3.1　中心凹不对称拉长

ILM 剥离后中心凹组织可能会不对称拉长（图 9.2）。有报道特发性 MH 玻璃体切割术中剥离 ILM 后中心小凹扩大 [12]。经测量外丛状层（outer plexifom layer，OPL）和内丛状层的水平距离明显长于垂直距离。此外，鼻侧和上部的中心凹组织相较颞侧和下部被拉长。这些发现与术后的视物变形有关。

同一个小组在前瞻性对照试验中研究了中心凹不对称拉长 [13]。特发性 MH 患者根据 ILM 剥离范围分成 1.5 视盘直径（disc diameters，DD）和 3DD 两组。有趣的是，上述发现同样在小范围剥离组出现，且表现出更明显的不对称拉长及较少的视物变形改善。有研究人员认为，组织反应性增厚的向外伸展作用和残余 ILM 的收缩力导致了不对称拉长。但是这一假说被否定了，因为大多数 ILM 剥离术后的视网膜变形都发生在 ILM 剥离区域之内，而不是剥离区域外（图 9.3）[14]。为了理解这些现象，应该考虑更多的因素，我们会在后续章节讨论。

9.3.2　中心凹移位

中心凹向视盘移位最早报道于糖尿病黄斑水肿 ILM 剥离术后 [15]。一项回顾性病例研究测量了糖尿病黄斑水肿患者玻璃体切割术前后黄斑到视盘的距离。ILM 剥离组的黄斑视盘距离较未剥离组明显减小，与术前黄斑前膜或玻璃体后脱离没有相关性。

在 MH 术后也有以上类似的研究报道 [16]。在这项研究中，研究者还测量了中心凹到视网膜血管分叉的距离，发现 MH 术闭合 1~3 个月后该距离在 3DD 范围内及鼻侧外层视网膜区域内显著减少，后续没有再变化。相比之下，在颞侧外层视网膜区域，中心凹到视网膜血管分叉的距离在术后及随访期间明显增加，提示黄斑中心区域向视盘移位。在另一项研究中测量了视盘和视网膜血管的距离，发现颞侧视网膜比鼻侧视网膜移位更大，支持了前面的研究结果[17]。

也有研究通过 en face OCT 图像对比脉络膜血管分析了中心凹移位[14]。这项研究分别在椭圆体带层面和内丛状层层面分析了中心凹区域的外层和内层视网膜。结果与其他研究一致，即中心凹向鼻侧和上方移位。大多数移位发生在术后 3 个月内，此后额外的移位极小（图 9.4A）。有趣的是，中心凹的内外层视网膜同时发生移位，并没有明显的差异，提示光感受器可能比想象得更容易迁移。

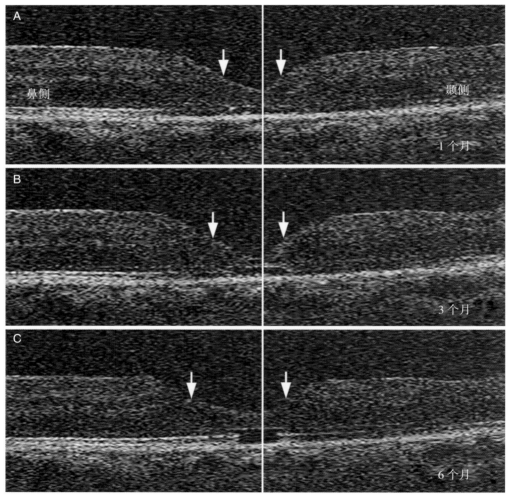

图 9.2　72 岁男性患者黄斑裂孔（MH）术后中心凹不对称拉长。玻璃体切割术中内界膜（ILM）剥离后 1 个月（A）、3 个月（B）、6 个月（C）时，与颞侧相比，在外丛状层水平到鼻侧的距离是延长的

9.3.3 黄斑变形

综上所述，中心凹向视盘移位似乎与中心凹不对称拉长矛盾。如果中心凹向视盘移位，鼻侧的视盘中心凹距离应该缩短。此外，向鼻侧拉长的中心小凹（图 9.2C）更多被认为与鼻侧视网膜的移位一致，而不是与黄斑移位一致，但是视网膜血管移位的分析结果正好相反[17]。

前面的研究表明 ILM 剥离后黄斑部的变形是一个很复杂的现象，中心凹移位

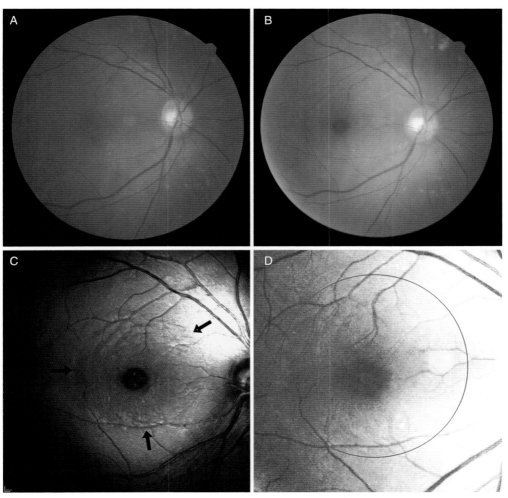

图 9.3 黄斑裂孔（MH）内界膜（ILM）剥离术后视网膜血管的形变。A，B. 手术前后的眼底彩照。C. ILM 剥离区域在无红光照片中被识别。D. 术前（A）、术后（B）眼底彩照叠加以比较视网膜血管系统，叠加图像清晰地显示 ILM 剥离区域发生了血管移位（红圈）

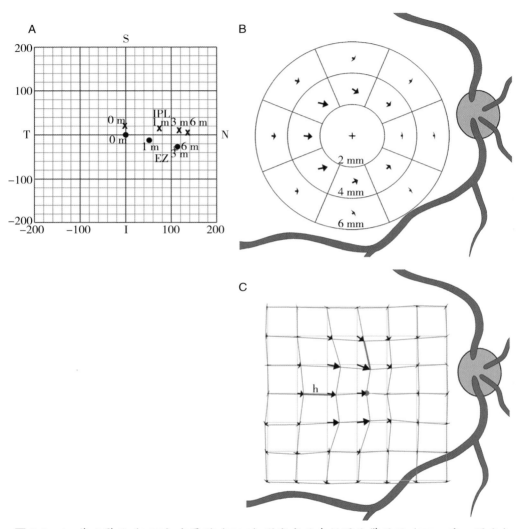

图 9.4　A. 黄斑裂孔（MH）内界膜（ILM）剥离术后在椭圆体带层面（EZ；实心圆点）和内丛状层（IPL；**X** 标记）层面评估黄斑中心凹移位。中心凹外层和内层向视盘移位并同时轻度向下，无显著差异（Lee SM, et al. Ophthal Surg Lasers Imaging Retina, 2019）。B. 在双环形网格的 16 个扇区中研究的黄斑变形显示 3 种不同模式：向心移位、鼻侧移位和下方移位（Pak KY, et al. Retina, 2017）。C. 网格变形分析表明旁中心凹区域同时移位，尽管保持了矩形结构。术后垂直和水平向的视物变形与通过中心凹垂直（v）和水平线（h）的中心凹周围变形相关（Park SH, et al. Retina, 2020.）

不是独立的，而是与整个黄斑变形相关。为了阐明 ILM 剥离后黄斑变形的机制，需要整个黄斑而不是仅几个点的数据[18-19]。叠加 MH 术前后的眼底照片，使用定制软件在双环网格的 16 个区域内测量视网膜血管移位[18]。这项研究揭示了 ILM 剥离后整个黄斑的移位模式，总结为 3 个截然不同的方向：向黄斑中心、向下方及向视盘（图 9.4B）。这些结果也在利用血管成像 OCT 的研究中得到重复[19]。

上方的血管向下移位及下方的血管向上移位提示视网膜向中心凹移位，这可以用 MH 闭合过程中的向心性收缩来解释。

中心凹下方移位是 3 种模式中最不明显的，但是易懂，重力或浮力可能是下方移位的原因。在研究中使用血管成像 OCT，测量了黄斑中心和视网膜血管分叉之间的角度。术后 2 周表现出角度向下明显旋转，此后无明显差异。气体填充眼内的浮力可能是关键机制。但是，这个假说的劣势是中心凹本身的参考点在手术后发生了明显移位。使用 en face OCT 图像将中心凹位置和脉络膜血管分布进行对比，结果显示向下移位在玻璃体腔气体吸收以后仍在继续[14]。因此，重力是一个可以解释 ILM 剥离术后黄斑向下移位的更相关的术语。

中心凹向视盘移位使黄斑产生明显的改变。当黄斑向鼻侧移位时，鼻侧黄斑变厚，颞侧黄斑变薄。DONFL 样凹陷在颞侧比鼻侧更宽。视网膜神经纤维中的轴突收缩似乎是这个现象最合理的解释[17-18]。视网膜神经纤维层主要由微管组成，微管通过使轴突皱缩的解聚作用产生收缩[20]。当具有刚性结构的 ILM 被广泛剥离，神经感觉视网膜变得更柔软，视网膜神经纤维的收缩使整个黄斑变形。总的力向量将黄斑向鼻侧移位，因为视网膜神经纤维层固定在视盘上。颞侧和鼻侧黄斑的不对称移位可以用移位与到视盘的距离是成比例的来解释。向心性收缩可能是另外的因素，因为视网膜神经纤维层收缩在颞侧黄斑是同向性的，而在鼻侧黄斑是反向性的。

小范围的 ILM 剥离后不对称的黄斑拉长，也可以用视网膜神经纤维层收缩来解释。如上所述，黄斑的变形几乎完全发生在被剥离的 ILM 范围内[14]。这个研究说明一个重要的事实，视网膜神经纤维层收缩导致术后黄斑变形的固定点是 ILM 剥离的边缘而不是视盘。当视网膜神经纤维层连接到剩余的 ILM 边缘，ILM 剥离后神经纤维层收缩导致的黄斑变形如图 9.5 所示。

在 ILM 剥离范围在 1.5DD 小区域的病例，颞侧半神经纤维在水平缝垂直反向排列，收缩力互相抵消。然而鼻侧半暴露的神经纤维放射状排列，中心凹的凹陷会因神经纤维的收缩而扩大。因此，中心凹组织会被非对称地拉向鼻侧和上方，是由于神经纤维向视盘的排列走向（图 9.5B），如前述研究报道 [12-13]。

在大范围剥离 ILM 后（大于 3DD），神经纤维从水平中缝外侧垂直中线之外开始暴露，整个中心凹组织将因神经纤维的收缩力移位（图 9.5C）。所有神经纤维收缩力的向量和重力的总和导致中心凹向视盘和稍下方移位（图 9.5D），这些推测和之前的研究结果一致 [18-19]。

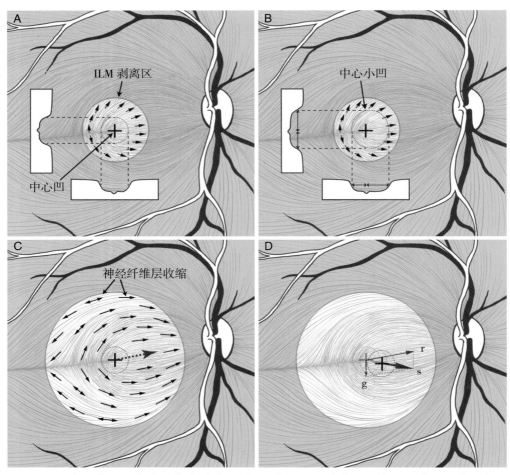

图 9.5　通过小范围和大范围内界膜（ILM）剥离后视网膜神经纤维收缩对比的黄斑变形学说。虚线表示黄斑中心小凹区域，小箭头代表神经纤维收缩的变形力。A. 在 ILM 小范围撕除的区域，神经纤维在鼻侧部分呈放射状排列，颞侧在水平缝上下方呈反向垂直排列。B. 颞侧的收缩力互相抵消，中心小凹将向鼻侧移位，从而导致中心凹的不对称拉长。C. 大范围剥离 ILM 暴露的来自水平缝的神经纤维超过垂直中线部分，整个中心凹组织移位。D. 所有的神经纤维层收缩力（r）向量的总和（s）和重力（g）综合作用使中心凹向视盘移位，并轻度向下

9.3.4 黄斑变形和视物变形

患有黄斑疾病具有 ILM 剥离适应证的患者常常抱怨视物变形，视物变形也是术后一个主要的持续性问题。尽管有人提出了几种理论，包括光纤学说、突触干扰学说和光感受器紊乱学说，但视物变形的确切机制仍有争议。

光纤学说提出视网膜神经节细胞像光纤一样，将入射光从视网膜表面传递至光感受器[21-22]。按照这个理论，进入神经感觉视网膜的光子沿着米勒细胞移动，传输光子到达远离光线入口的光感受器。但是，这个理论不能解释为什么正常眼不能感知伴有枕形失真的单眼复视。中心凹周围的米勒细胞，也就是从视网膜外层到内层呈离心性排列的 Henle 纤维。如果神经胶质细胞像光纤一样工作。就会产生枕形失真，并可能导致单眼复视与直接穿过神经感觉视网膜的入射光成像混合。

第二种异常突触传递假说，基于观察到 ERM 剥离后中部视网膜层厚度降低和 b 波振幅增加的相关性[23]。研究人员提出突触连接的失调可能产生光感受器的异常信号整合，导致产生的信号不是直线对齐的感觉。这个理论的缺点是视物变形和视网膜点图之间的直接关系未见报道。

光感受器紊乱假说是一个很简单的概念，当光感受器排列不直时，感知到的线条也不是直的。光感受器紊乱引起的视物变形是基于 MH 患者的枕形失真[24]。这种同心性的视物变形被认为源于光感受器的偏心移位（图 9.6）。MH 术后同时存在的黄斑内层和外层结构移位支持紊乱假说[14]。

黄斑前膜或 MH 术前视物变形术后通常会减少，但是术后抱怨视物变形加重的患者也较常见。有趣的是，上述的一项前瞻性随机试验发现小范围 ILM 剥离组视物变形的减少程度明显小于大范围 ILM 剥离组[13]。另一项研究以正方形网格的形式研究黄斑变形，通过使术前照片变形以使血管与术后照片的血管相匹配[25]。研究结果证实了前述神经纤维收缩的理论。一个额外的重要发现是在保持与视盘的矩形结构并且略向下方时，旁中心凹区域同时移位（图 9.4C）。对网格的变形进行分析，以发现用 M 图测出的垂直和水平视物变形的相关性。有趣的是，网格节点移位和视物变形评分之间没有明显相关性。多元回归分析提示变形或相邻节点的坐标的差异与中心凹周围区域的视物变形明显相关，而不是旁中心凹区域。

这些结果很难用前两种假说解释，因为通过视网膜血管移位可以观察到更大范围的 ILM 剥离导致更严重的黄斑变形。如果内层视网膜变形不同时伴随光感受器移位，视网膜内外层地形学上的明显差异在广泛剥离组或者在旁中心凹区域更

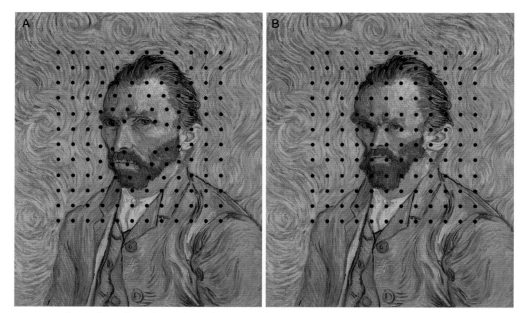

图 9.6　解释黄斑裂孔（MH）患者枕形失真的图片。黑点代表光感受器的排列分布。
A. 由于发生 MH 和边缘抬高而引起中心凹光感受器离心性移位。B. 光感受器保留原始
的排列分布关系，患者感知枕形失真图像

大，视物变形与这个组或者有光纤偏离或突触干扰的区域有相对应的关系。相比
之下，光感受器紊乱假说可以解释如下研究结果。

当 MH 发展到边缘隆起且光感受器离心性移位时，因为桶状排列的光感受器，
患者会有枕形失真样视物变形（图 9.7A）。理想的 MH 闭合会使视物变形消失，
是由于光感受器恢复了原来的排列（图 9.7B）。在 ILM 剥离范围小的眼，中心凹
组织因为神经纤维的收缩将出现不对称拉长。因此这一组的视物变形的减轻就会
更少一些（图 9.7C），这与 Bae 等人的前瞻性研究结果相一致 [13]。ILM 大范围剥
离将使黄斑向视盘移位，同时保持正方形网格的矩形结构，中心凹周围的变形比
旁中心凹更明显。因此，术后的视物变形是中心凹周围变形导致的，尽管术前的
枕形失真样视物变形有所改善（图 9.7D）[25]。

这些推测暗示了手术诱发视物变形的可能性。没有明显视物变形、很早期黄
斑前膜或 MH 的患者，在 ILM 剥离术后可能会感受到视物变形加重。

9.4　总　结

ILM 剥离会诱发黄斑部的一系列改变。DONFL 或内层视网膜沿神经纤维层的

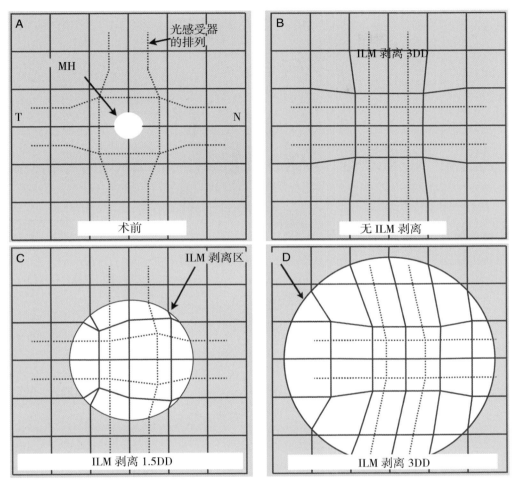

图 9.7　黄斑裂孔（MH）视物变形的光感受器紊乱假说示意图。虚线表示光感受器的排列，方形网格表示方格变形分析。A. MH 中光感受器的桶装排列会导致枕形失真。B. MH 的理想闭合使光感受器恢复原始排列及视物变形消失。C. 当内界膜（ILM）小范围剥离，中心凹旁组织因视网膜神经纤维的收缩被不对称拉长，导致术前的视物变形较少消退。D. 较大范围的 ILM 剥离使中心凹向视盘移位，同时保持网格的矩形结构；明显的旁中心凹组织变形导致光感受器紊乱引起视物变形

多发凹陷被认为是神经纤维的裂开而非正常损伤，但不可否认其对视功能的可能影响。ILM 是神经感觉视网膜的一个相对刚性结构，剥离 ILM 后神经感觉视网膜变得更有弹性。黄斑变形几乎都发生在 ILM 剥离区域。视网膜神经纤维收缩似乎是 ILM 术后黄斑变形的关键机制，MH 闭合和重力会有一些额外的作用。术后的

主要问题是视物变形。尽管确切的机制还有争议，而且一些研究报道的观察结果相互冲突，但光感受器紊乱理论似乎提供了最合理的解释。

参考文献

[1] Tadayoni R, Paques M, Massin P, et al. Dissociated optic nerve fiber layer appearance of the fundus after idiopathic epiretinal membrane removal. Ophthalmology, 2001, 108:2279–2283. https://doi.org/10.1016/S0161–6420(01)00856–9.

[2] Spaide RF. "Dissociated optic nerve fiber layer appearance" after internal limiting membrane removal is inner retinal dimpling. Retina, 2012, 32:1719–1726. https://doi.org/10.1097/IAE.0b013e3182671191.

[3] Ito Y, Terasaki H, Takahashi A, et al. Dissociated optic nerve fiber layer appearance after internal limiting membrane peeling for idiopathic macular holes. Ophthalmology, 2005, 112:1415–1420. https://doi.org/10.1016/j.ophtha.2005.02.023.

[4] Mitamura Y, Ohtsuka K. Relationship of dissociated optic nerve fiber layer appearance to internal limiting membrane peeling. Ophthalmology, 2005, 112:1766–1770. https://doi.org/10.1016/j.ophtha.2005.04.026.

[5] Kifuku K, Hata Y, Kohno R, et al. Residual internal limiting membrane in epiretinal membrane surgery. Br J Ophthalmol, 2009, 93:1016–1019. https://doi.org/10.1136/bjo.2008.150623.

[6] Carpentier C, Zanolli M, Wu L, et al. Residual internal limiting membrane after epiretinal membrane peeling: results of the pan-american collaborative retina study group. Retina, 2013, 33:2026–2031. https://doi.org/10.1097/IAE.0b013e31828e69c2.

[7] Michalewska Z, Michalewski J, Dulczewska-Cichecka K, et al. Temporal inverted internal limiting membrane flap technique versus classic inverted internal limiting membrane flap technique. Retina, 2015, 35:1844–1850. https://doi.org/10.1097/IAE.0000000000000555.

[8] Runkle AP, Srivastava SK, Yuan A, et al. Factors associated with development of dissociated optic nerve fiber layer appearance in the pioneer intraoperative optical coherence tomography study. Retina, 2018, 38:S103–109. https://doi.org/10.1097/IAE.0000000000002017.

[9] Koo GH, Lee JE, Choi HY, et al. Ultrastructure of the internal limiting membrane removed during macular hole and diabetic macular edema surgery. J Korean Ophthalmol Soc, 2010, 51:42. https://doi.org/10.3341/jkos.2010.51.1.42.

[10] Nakamura T, Murata T, Hisatomi T, et al. Ultrastructure of the vitreoretinal interface following the removal of the internal limiting membrane using indocyanine green. Cur Eye Res, 2003, 27:395–399. https://doi.org/10.1076/ceyr.27.6.395.18189.

[11] Konstantinidis L, Uffer S, Bovey EH. Ultrastructural changes of the internal limiting membrane removed during indocyanine green assisted peeling versus conventional surgery for idiopathic macular epiretinal membrane.Retina, 2009, 29:380–386. https://doi.org/10.1097/IAE.0b013e31818eccdb.

[12] Kim JH, Kang SW, Park DY, et al. Asymmetric elongation of foveal tissue after macular hole surgery

and its impact on metamorphopsia. Ophthalmology, 2012, 119:2133–2140. https://doi.org/10.1016/j.ophtha.2012.05.018.

[13] Bae K, Kang SW, Kim JH, et al. Extent of internal limiting membrane peeling and its impact on macular hole surgery outcomes: a randomized trial. Am J Ophthalmol, 2016, 169:179–188. https://doi.org/10.1016/j.ajo.2016.06.041.

[14] Lee SM, Park KH, Kwon HJ, et al. Displacement of the foveal retinal layers after macular hole surgery assessed using en face optical coherence tomography images. Ophthalmic Surg Lasers Imaging Retina, 2019, 50:414–422. https://doi.org/10.3928/23258160–20190703–02.

[15] Yoshikawa M, Murakami T, Nishijima K, et al. Macular migration toward the optic disc after inner limiting membrane peeling for diabetic macular edema. Invest Ophthalmol Vis Sci, 2013, 54:629–635. https://doi.org/10.1167/iovs.12–10907.

[16] Kawano K, Ito Y, Kondo M, et al. Displacement of foveal area toward optic disc after macular hole surgery with internal limiting membrane peeling. Eye, 2013, 27:871–877. https://doi.org/10.1038/eye.2013.99.

[17] Ishida M, Ichikawa Y, Higashida R, et al. Retinal displacement toward optic disc after internal limiting membrane peeling for idiopathic macular hole. Am J Ophthalmol, 2014, 157:971–977. https://doi.org/10.1016/j.ajo.2014.01.026.

[18] Lee JE, Pak KY, Park KH, et al. Topographic changes of the macula after closure of idiopathic macular hole. Retina, 2017, 37:667–672. https://doi.org/10.1097/IAE.0000000000001251.

[19] Akahori T, Iwase T, Yamamoto K, et al. Macular displacement after vitrectomy in eyes with idiopathic macular hole determined by optical coherence tomography angiography. Am J Ophthalmol, 2018, 189:111–121. https://doi.org/10.1016/j.ajo.2018.02.021.

[20] Conde C, Cáceres A. Microtubule assembly, organization and dynamics in axons and dendrites. Nat Rev Neurosci, 2009, 10:319–332. https://doi.org/10.1038/nrn2631.

[21] Franze K, Grosche J, Skatchkov SN, et al. Müller cells are living optical fibers in the vertebrate retina. Proc Natl Acad Sci USA, 2007, 104:8287–8292. https://doi.org/10.1073/pnas.0611180104.

[22] Ichikawa Y, Imamura Y, Ishida M. Inner nuclear layer thickness, a biomarker of metamorphopsia in epiretinal membrane, correlates with tangential retinal displacement. Am J Ophthalmol, 2018, 193:20–27. https://doi.org/10.1016/j.ajo.2018.06.001.

[23] Hibi N, Ueno S, Ito Y, et al. Relationship between retinal layer thickness and focal macular electroretinogram components after epiretinal membrane surgery. Invest Ophthalmol Vis Sci, 2013, 54:7207–7214. https://doi.org/10.1167/iovs.13–12884.

[24] Saito Y, Hirata Y, Hayashi A, et al. The visual performance and metamorphopsia of patients with macular holes. Arch Ophthalmol, 2000, 118:41–46. https://doi.org/10.1001/archopht.118.1.41.

[25] Park SH, Park KH, Kim HY, et al. Square grid deformation analysis of the macula and postoperative metamorphopsia after macular hole surgery. Retina, 2020, https://doi.org/10.1097/IAE.0000000000002955. Online ahead of prints.

第 2 部分

视网膜疾病的内界膜手术

特发性黄斑裂孔　第 10 章

10.1 引　言

内界膜（internal limiting membrane，ILM）技术现在被认为是黄斑裂孔（macular hole，MH）手术必不可少的组成部分。标准的 MH 手术步骤包括切除玻璃体、剥离 ILM 和气体填充。近年来，各种不同的 ILM 手术技巧已经被用来提高裂孔闭合率（图 10.1）。使用规范的手术操作技术可以实现 90% 或更高的裂孔闭合率。但是，对于初次手术后 MH 闭合失败的病例，二次手术非常具有挑战性，因为裂孔周围的 ILM 已经被剥离。因此，初次手术，特别是对于慢性巨大 MH，人们更倾向于使用 ILM 覆盖或填塞的方式封闭裂孔而不是剥离 ILM。

在本章中，我们以当前可获得的证据为基础，通过回顾各种处理 ILM 的技巧来讨论治疗特发性 MH 的最佳策略。

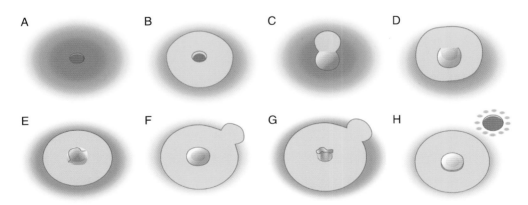

图 10.1　黄斑裂孔（MH）的各种手术技巧。A. 无剥离。B. 内界膜（ILM）剥离。C. ILM 覆盖无剥离。D. ILM 覆盖并剥离。E. ILM 填塞并剥离。F. 游离 ILM 覆盖。G. 游离 ILM 填塞。H. 自体视网膜移植

J. E. Lee et al., *Internal Limiting Membrane Surgery*, https://doi.org/10.1007/978–981–15–9403–8_10

10.2　MH 手术前的检查

在制定手术计划时，应检查影响黄斑手术过程和效果的所有因素。首先，对 MH 形态的评估是一个必要的步骤。MH 的大小也是最重要的参数之一，通常 400~500 μm 的水平直径被公认为是区分大小裂孔的参考值[1]。MH 的形状或结构特点也是一个重要因素。一种非常高的袖口状 MH 结构是良好的形状。相反，形态不好的 MH 高度较低，表明是一种慢性、持续时间很长的疾病，同时伴有神经感觉视网膜的萎缩性变化[2-3]。由于裂孔的大小可能被低估，应检查玻璃体与裂孔处视网膜有无粘连。

不能忽视黄斑毛细血管扩张症的特征表现，因为它们与较低的裂孔闭合率和较差的视功能结果有关[4]。低平的萎缩袖边伴有不同于黄斑水肿的退行性囊性改变提示，MH 并发 2 型黄斑毛细血管扩张症。另一只眼睛的中心凹状态有助于确诊。

查看病历和图像以查找其他共存的视网膜疾病，包括糖尿病视网膜病变、视网膜静脉阻塞、视网膜大动脉瘤和年龄相关性黄斑病变。这些疾病可能显著影响功能性和解剖结构方面的结果。

对于首次手术失败而进行第二次手术的病例，应仔细回顾第一次手术的操作步骤。ILM 剥离范围是设计第二次手术的关键因素。如果首次剥离范围相对较小，二次手术能够获得足够大小的 ILM，进行游离 ILM 覆盖或填塞将是最好的选择。当 ILM 已被大范围地剥离，无法使用 ILM 时，应考虑使用替代材料覆盖 MH，如晶状体囊膜或自体视网膜移植物[5-6]。

10.3　MH ILM 手术技巧

对于小的或形状良好的 MH，手术中不剥离 ILM 成功率很高。但是，对于大孔径或形状不好的 MH，如果不剥离 ILM，裂孔闭合率将会降低，通过常规的 ILM 剥离可将裂孔闭合率保持在 90%[2, 7]。尽管初次手术 90% 的成功率看起来令人满意，但是在难治性病例中，常规 ILM 剥离术的最大问题是二次手术的附加操作被限制。相比之下，先进的 ILM 手术通过填塞或覆盖可以达到几乎 100% 的裂孔闭合率[7-10]。因此，对于大孔径或形状不良的 MH，提倡手术中进行 ILM 填塞或覆盖。总体的指导意见总结在表 10.1 中。

表 10.1　根据术前状况制定的特发性 MH 手术技术的一般指导原则

直径小、形态好	直径小、形态不好	复发性
无 ILM 剥离		
仅 ILM 剥离	仅 ILM 剥离	
填塞不伴 ILM 剥离	填塞伴 / 不伴 ILM 剥离	游离 ILM 填塞
覆盖不伴 ILM 剥离	覆盖伴 / 不伴 ILM 剥离	游离瓣覆盖、替代性瓣覆盖[a]

a：晶状体囊膜或自体视网膜移植

　　详细的手术技术和技巧在前面的章节中已进行了描述。下面将简要介绍标准的操作步骤。利用三切口睫状体平坦部玻璃体切除系统切除玻璃体，在玻璃体切除之前可先进行白内障超声乳化吸出术。眼内人工晶状体可以在摘除白内障之后或在气 – 液交换之前植入。后一种选择为玻璃体切割术提供了更好的周边可视度，但在切除前部玻璃体时有后囊损伤的风险。如果后部玻璃体没有从视网膜脱离，应进行分离。建议充分切除周边玻璃体，以免造成由气体填充引起的并发性视网膜撕裂。带自闭阀的套管系统对于处理 ILM、避免湍流中 ILM 的移位或丢失至关重要。如果 ILM 手术中没有使用带自闭阀的导管系统，最好在液 – 气交换前用重水等辅助剂稳定 ILM 后进行周边玻璃体切割术。

　　使用活体染料或曲安奈德可增强 ILM 的可见度。在冲洗辅助剂期间，可轻柔地吸出裂孔底部的黏性液体，因为在气 – 液交换期间 ILM 填塞或覆盖后无法将其移除。然后可选择以下选项中的一项。

10.3.1　ILM 剥离

　　ILM 剥离是 ILM 手术中最简单的方法。尽管 ILM 可以在染色或不染色的情况下进行剥离，但使用辅助染料增强可见度能减少与剥离过程相关的手术创伤。首先，用玻璃体镊子、刮刀或显微钩针在 ILM 上做一个小的裂口，用镊子抓住翘起的断裂边缘。以连续环形撕囊的方式从视网膜上剥离 ILM。建议剥离 3 个视盘直径（disc-diameters，DD）或更大范围的 ILM，以减少术后视物变形[11]。然而，目前还没有证实 ILM 剥离范围超过 4DD 的效果，更广泛的 ILM 剥离应该预留给第二次机会。

10.3.2　ILM 填塞或覆盖不伴剥离（图 10.2）

ILM 填塞或覆盖不伴剥离对于小的或形状良好的 MH 是很好的选择[10, 12]。这种操作比较简单，手术时间与传统的 ILM 剥离相当，然而，裂孔可能不闭合，特别是在巨大 MH 中[13]。

建议在覆盖 ILM 之前吸出孔底中的液化玻璃体，因为 MH 中的液体通常是黏性的，如果被覆盖的瓣限制可能会干扰裂孔闭合。在 MH 边缘上方或颞侧制作 1DD 大小的 ILM 瓣（图 10.2A）。应确保安全边缘以防止瓣丢失（图 10.2B）。如果瓣太大，可以用玻璃体切割器修剪。对于填塞手术，将瓣填塞入 MH 内（图 10.2C）。对于覆盖手术，将瓣翻转以覆盖 MH（图 10.2D）。手术医生可以根据

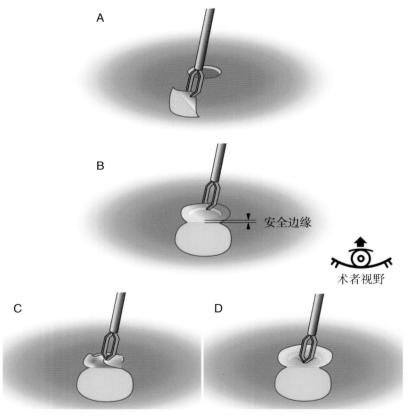

图 10.2　内界膜（ILM）填塞或覆盖不伴 ILM 剥离的手术技巧。A. 起始抓起约 1DD 大小的 ILM。B. 将抓起的 ILM 翻转覆盖黄斑裂孔（MH）；安全边缘对于避免 ILM 瓣丢失有保护作用。C. 对于填塞手术就是把抓起的 ILM 填塞到 MH 内。D. 对 ILM 覆盖手术，用如同盖布一样的 ILM 覆盖 MH。用闭合的显微镜在 MH 中心轻轻按压 ILM 瓣来暂时稳定位置

个人的喜好使用辅助剂（重水或黏弹剂）。 全氟辛烷（perfluoro-n-octane，PFO）沸点低，无需冲洗即可通过蒸发完全去除。当使用 PFO 作为稳定剂时，吸出 PFO 之前，在气 - 液交换过程中尽可能完全吸除灌注液，最后吸出 PFO，然后注入空气冲刷约 2 min，残留的 PFO 可被蒸发掉。在空气冲刷期间，持续吸除视盘上聚集的液体。对于 ILM 填塞或覆盖手术，不必使用长效气体填充玻璃体腔，室内空气填充就可满足大多数病例。

10.3.3　ILM 填塞并剥离 （图 10.3）

沿 MH 周围剥离 2DD 大小的 ILM，但保持 MH 边缘不游离（图 10.3A、B）。使用玻璃体切割器修剪多余的 ILM（图 10.3C）。在修剪过程中避免太高的负压，以防止 ILM 瓣丢失。将提起的 ILM 从一边到另一边填塞到 MH 内（图 10.3D）。用最后一部分 ILM 覆盖之前填入的 ILM（图 10.3E）。可以根据手术医生的判断进一步扩大 ILM 的剥离范围。在气 - 液交换过程中可以用上述稳定剂固定填塞的 ILM。

10.3.4　ILM 覆盖并剥离（图 10.4）

首先，剥离 3DD 大小或更大的 ILM，保留 1DD 大小的 ILM 瓣。然后使用玻璃体镊子提起 ILM 瓣。如果预留的 ILM 瓣太大，在将整个 ILM 瓣提到孔边缘之前，最好修剪掉多余的 ILM。修剪后，ILM 瓣被剥离并留下安全的边缘。使用显微镊夹住 ILM 瓣的边缘，将瓣翻转覆盖在 MH 上。使用闭合的镊子轻轻按压覆盖瓣的中央使其暂时稳定。从瓣的反折处注入 PFO 将进一步覆盖黄斑。在大多数病例中使用 0.3~0.4 mL 的重水就已经足够了。

10.3.5　游离 ILM 填塞

游离 ILM 填塞术常应用于复发病例，也可以考虑选择用于初次手术，特别是在设计的 ILM 瓣与 MH 边缘完全分离的情况下。用活体染料染色来辨认 ILM 的残存区，从而获得 ILM。黄斑区以外的 ILM 薄而脆，因此从技术上难以获取合适大小的 ILM 瓣。获得的 ILM 瓣有时与镊子尖端黏附，在填塞后会被带出 MH。当这种情况发生时，使用光导纤维头将 ILM 瓣从镊子尖分离，然后用闭合的镊子驱使漂浮的 ILM 瓣进入 MH 内。不要将镊子在 MH 内插入过深，以免损伤视网膜色素上皮。如果单一的移植填塞物看起来不够充分，为了填满裂孔可以重复填塞。然而，过

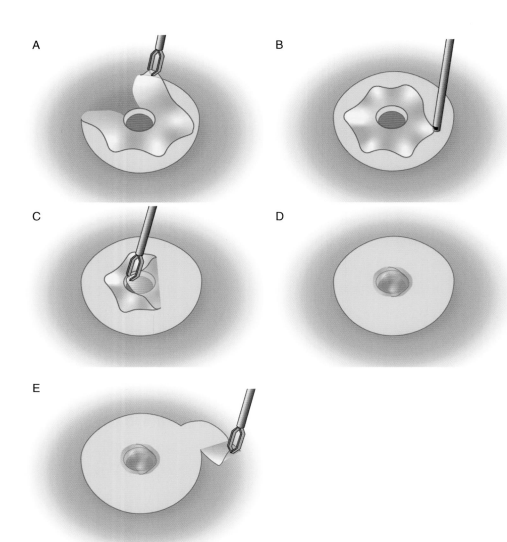

图 10.3 剥离的内界膜（ILM）填塞手术技术。A. 剥离成 2DD 大小的 ILM，使其附着在黄斑裂孔（MH）边缘。B. 用玻璃体切割器修剪多余的 ILM。C. 提起 ILM 填塞到 MH 中。D. 填塞的 ILM 被另一边的 ILM 覆盖。E. ILM 可以被更大程度地剥离

多的移植填塞物可能会导致外层视网膜再生和术后神经胶质细胞过度增殖。

10.3.6 游离 ILM 覆盖

　　游离 ILM 覆盖是难度最大的手术方式之一，ILM 瓣丢失的风险很高[14]。但是，它可以避免填塞手术的诸多缺点，值得尝试。如果 ILM 覆盖术失败，可转为游离

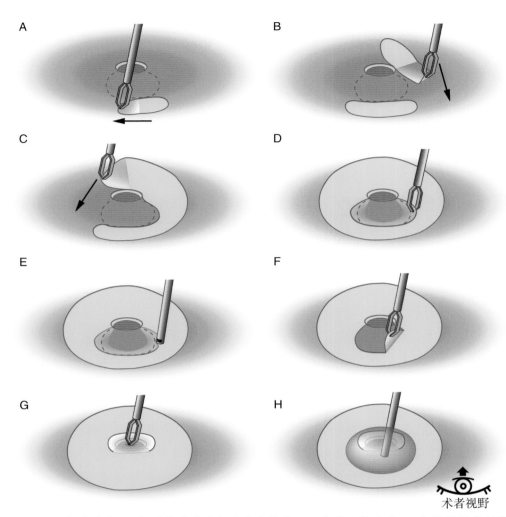

术者视野

图 10.4　内界膜（ILM）瓣覆盖并剥离的手术技术。A. 在黄斑裂孔（MH）周围剥离邻近裂孔的 ILM，不包括连接裂孔上缘 1DD 大小的区域；首先剥离上方区域的 ILM。B，C. 将一边的 ILM 去掉，然后将另一边的 ILM 从下方到上方进行剥离；建议保留足够大的 ILM 瓣。D，E. 将瓣的多余部分提起，用玻璃体切割器修剪。F. 剥离的 ILM 瓣留下安全边缘附着 MH 边缘。G. 翻转瓣覆盖 MH，用闭合的镊子轻轻按压 ILM 瓣，暂时稳定瓣的位置。H. 在手术的其余步骤中，采用 PFO 固定 ILM 瓣

ILM 填塞术。

　　首先，在制作 ILM 瓣前注入一个 PFO 小泡，然后制作一个能够充分覆盖 MH 的游离 ILM 瓣。建议 ILM 瓣的直径约为 MH 直径的 2 倍。转动眼球使重水泡离开

MH，随即使用闭合的镊子尖将游离的 ILM 覆盖在 MH 上，然后再转动眼球将 PFO 泡滚动压在 ILM 瓣上，同时从 ILM 瓣上撤走镊子，再注入更多的 PFO 将 ILM 瓣稳定在适当位置，剩下的步骤与其他手术方式相同。

10.3.7　晶状体囊膜填塞

当有完整的晶状体后囊膜的复发性 MH 需要完成手术时，晶状体后囊膜可替代 ILM 填塞于 MH 内 [5]。对于有晶状体的眼，在同时行白内障超声乳化手术时获得的晶状体前囊可以被使用。使用玻璃体镊或弯曲剪刀获取大于 MH 尺寸的晶状体后囊膜，利用与游离 ILM 填塞相同的手术技巧将晶状体囊膜填塞入 MH。

10.3.8　自体视网膜移植

在经历过广泛 ILM 剥离及后囊膜切开术的难治性大 MH 中，自体视网膜片移植几乎是唯一的选择。对于视网膜移植手术来说，直径超过 1 mm 的巨大 MH 也是一个特别好的候选者，因为获取较大尺寸的移植片时，ILM 和晶状体囊膜容易卷曲，难以操作。

通常选取视网膜中周部的上方和下方获取视网膜移植片。上方一般用硅油或气体填充，下方一般用重水填充。下方取材的一个优点是视野暗点可被眼睑遮盖。

移植片的尺寸应该大于裂孔，必须充分覆盖裂孔且不伴有视网膜色素上皮暴露。通常建议移植片直径要比 MH 大 0.5DD。用眼内电凝或一排眼内激光标记切除区域。在获取移植片期间，视网膜下腔预注入平衡盐溶液（balanced salt solution，BSS）有助于减少色素上皮或脉络膜的损伤。使用 38~41G 规格的视网膜下腔注射针在标记区外刺入注射 BSS，制作一个小泡状视网膜脱离。使用玻璃体切割器剪切一个视网膜移植片。如果需要，可以在吊顶灯照明下双手操作镊子将边缘抓住。在分离移植片之前，注射 PFO 覆盖 MH 和取材部位。

使用显微镊抓住视网膜移植片，将其拖入重水下的 MH 处。手术医生必须注意不能将移植片提起得过高，以免边缘在 PFO 泡中翻滚。将移植片置于 MH 中央的上方，然后用闭合的镊子轻柔按摩、展开移植片覆盖裂孔。

气体填充是可行的且相对简单，但移植片丢失的风险较高。如果考虑进行硅油填充，可以在气–液交换后立即注入硅油或直接使用硅油置换 PFO。最后一种选择是使用 PFO 填满玻璃体腔。停止灌注并且注入更多 PFO 达到灌注套管尖端的高度。当使用 PFO 作为填充物时，应该指导患者保持仰卧位几个小时，避免面向下的体位。填充的 PFO 在术后 1~2 周内取出 [15]。

10.4　MH 手术的术后效果

10.4.1　解剖学结果

总体而言，MH 手术后的 MH 闭合率超过 90% [1]。然而，如果仅进行常规的 ILM 剥离术，大尺寸的难治性 MH 的解剖成功率较低。相比之下，先进的 ILM 填塞或覆盖手术可获得接近 100% 的裂孔闭合率，尽管报道中的详细技术各不相同 [7-10, 16]。

MH 闭合后，中心凹结构发生重建 [17]。传统 ILM 剥离后的长期光学相干断层扫描（optical coherence tomography，OCT）分析证实 MH 被胶质组织封闭，然后是 OCT 中的外界膜（external limiting membrane，ELM）信号形成桥样连接。之后随着胶质消除，椭圆体带（ellipsoid zone，EZ）和锥体交错区再生。这些过程持续 3 年以上，同时伴有视力改善。EZ 信号的恢复被认为是与术后视力相关的最重要特征 [18-20]。光感受器层的持续缺陷与较差的视力有关。

ILM 填塞或 ILM 覆盖术后可观察到一些特征性现象。据报道，神经胶质过度增生尤其与 ILM 填塞术相关 [13,21]。神经胶质增生被认为是术后 MH 闭合的关键机制。在某些情况下，神经胶质增生持续存在可导致纤维增生，显示纤维组织凸出正常的中心凹轮廓（图 10.5）。ILM 的填塞量被认为是一个有用因素。纤维增生对视功能的影响尚不清楚，但视网膜外层 OCT 信号的恢复似乎受到了干扰。相比之下，ILM 覆盖术后未见纤维增生，而 ILM 瓣收缩后可导致中心凹轮廓呈"W"形 [9]。

大约 10% 的患者在 ILM 覆盖术后可观察到 MH 延迟闭合 [9]。玻璃体内气体吸收后，OCT 显示 ILM 瓣覆盖下有持续的神经感觉层缺损。随访过程中，缺损的尺寸减小，在 6 个月内所有病例的 MH 均闭合（图 10.6）。

10.4.2　功能结果

在大多数病例中，手术闭合 MH 后患者的视力有所提高。应该注意的是，视力改善可持续 2~5 年 [17, 22-23]。据报道，视力的改善与外层视网膜特征的恢复密切相关 [18-20]。

由于缺乏前瞻性随机对照临床研究，因此很难比较不同操作技术的功能结果。

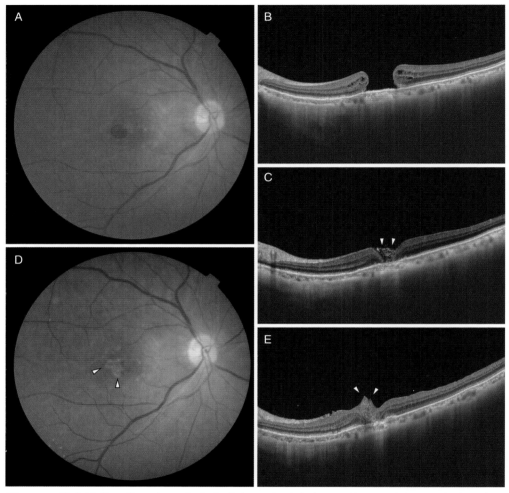

图 10.5　特发性黄斑裂孔（MH）内界膜（ILM）填塞术后纤维组织增生。A. 术前照片显示全层 MH。B. 光学相干断层扫描（OCT）显示一个形状不良的大 MH。C. 术后 1 周，填塞的 ILM 折叠在 MH 中。D. 3 个月时，眼底照片显示灰色纤维组织增生。E. OCT 图像显示纤维组织过度增生，凸出正常视网膜轮廓

考虑到操作过程的细节，手术技术千差万别，因此进行 meta 分析也不可行。此外，功能结果因解剖成功率的差异而存在偏差，并且可能在常规手术组中被低估。

　　通常在直径超过 400~500 μm 的大 MH 患者中研究先进的 ILM 手术的疗效。比较常规的 ILM 剥离与填塞的前瞻性研究报道，填塞组患者在术后 12 个月时的视力明显更好 [7]。由于出现持续性 MH，常规剥离组术后经历二次手术的比例为 12%。一项回顾性序列研究对单纯 ILM 剥离与 ILM 覆盖进行了比较。在术后早期

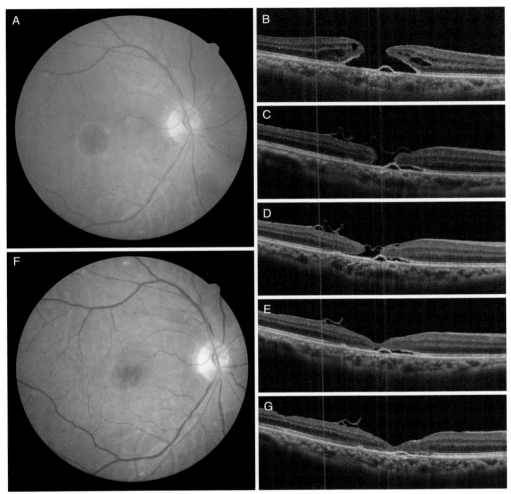

图 10.6　内界膜（ILM）瓣覆盖术后黄斑裂孔（MH）的延迟闭合。A. 术前眼底照片显示全层 MH 及周围袖带。B. 光学相干断层扫描（OCT）显示 MH 形态与眼底发现一致。C. ILM 瓣覆盖后 1 周，MH 被 ILM 瓣覆盖伴有持续存在神经感觉视网膜缺损。D. 2 周后缺损的尺寸减小。E. 1 个月时，MH 闭合，有少量视网膜下液。F，G. 在 3 个月时，MH 仍然是闭合的，视网膜下液消退

1~3 个月 ILM 覆盖组患者视力更好，而术后 6 个月时两组视力无显著差异。

　　一些研究评估了 ILM 填塞和 ILM 覆盖的结果。一项前瞻性系列研究对 ILM 覆盖不伴剥离与 ILM 填塞进行比较，显示患者术后视力没有显著差异[10]；相比之下，对 ILM 覆盖伴剥离与 ILM 填塞比较的一项回顾性系列研究报道，ILM 覆盖组患者视力明显更好[8]。ILM 填塞组患者中心凹脱色素及 EZ 缺损更常见。此外，在填塞组没有发现一例术后 EZ 和 ELM 完全恢复，而覆盖组有 27% 的 EZ 和 60% 的 ELM

完全恢复。另外一个小的病例系列报道显示，类似的结果可见于 OCT 检查，尽管术后视力没有差异 [13]。

　　MH 手术成功后的主要问题是视物变形，尤其是视力良好的患者。视物变形通常表现为手术前的枕形失真，在使用 M 图测量时能得到定量改善 [11, 24]。较少的改善与小范围剥离有关 [11]。至少有一部分术后视物变形是由 ILM 剥离引起的。为了减少手术引起的视物变形，建议剥离的 ILM 至少为 3DD 大小。更多详情请阅读相关章节。

参考文献

[1] Zhao P, Wang S, Liu N, et al. A review of surgical outcomes and advances for macular holes. J Ophthalmol, 2018, 2018:7389412. https://doi.org/10.1155/2018/7389412.

[2] Ullrich S, Haritoglou C, Gass C, et al. Macular hole size as a prognostic factor in macular hole surgery. Br J Ophthalmol, 2002, 86:390–393. https://doi.org/10.1136/bjo.86.4.390.

[3] Kusuhara S, Teraoka Escaño MF, Fujii S, et al. Prediction of postoperative visual outcome based on hole configuration by optical coherence tomography in eyes with idiopathic macular holes. Am J Ophthalmol, 2004, 138:709–716. https://doi.org/10.1016/j.ajo.2004.04.063.

[4] Karth PA, Raja SC, Brown DM, et al. Outcomes of macular hole surgeries for macular telangiectasia type 2. Retina, 2014, 34:907–915. https://doi.org/10.1097/IAE.0000000000000009.

[5] Chen SN, Yang CM. Lens capsular flap transplantation in the management of refractory macular hole from multiple etiologies. Retina, 2016, 36:163–170. https://doi.org/10.1097/IAE.0000000000000674.

[6] Grewal DS, Mahmoud TH. Autologous neurosensory retinal free flap for closure of refractory myopic macular holes. JAMA Ophthalmol, 2016, 134:229–230. https://doi.org/10.1001/jamaophthalmol.2015.5237.

[7] Michalewska Z, Michalewski J, Adelman RA, et al. Inverted internal limiting membrane flap technique for large macular holes. Ophthalmology, 2010, 117:2018–2025. https://doi.org/10.1016/j.ophtha.2010.02.011.

[8] Park JH, Lee SM, Park SW, et al. Comparative analysis of large macular hole surgery using an internal limiting membrane insertion versus inverted flap technique. Br J Ophthalmol, 2019, 103:245–250. https://doi.org/10.1136/bjophthalmol-2017-311770.

[9] Pak KY, Park JY, Park SW, et al. Efficacy of the perfuoro-n-octane-assisted single-layered inverted internal limiting membrane flap technique for large macular holes. Ophthalmologica, 2017, 238:133–138. https://doi.org/10.1159/000477823.

[10] Michalewska Z, Michalewski J, Dulczewska-Cichecka K, et al. Temporal inverted internal limiting membrane flap technique versus classic inverted internal limiting membrane flap technique. Retina, 2015, 35:1844–1850. https://doi.org/10.1097/IAE.0000000000000555.

[11] Bae K, Kang SW, Kim JH, et al. Extent of internal limiting membrane peeling and its impact on

macular hole surgery outcomes: a randomized trial. Am J Ophthalmol, 2016, 169:179–188. https://doi.org/10.1016/j.ajo.2016.06.041.

[12] Shin MK, Park KH, Park SW, et al. Perfuoro-n-octane-assisted single-layered inverted internal limiting membrane flap technique for macular hole surgery. Retina, 2014, 34:1905–1910. https://doi.org/10.1097/IAE.0000000000000339.

[13] Rossi T, Gelso A, Costagliola C, et al. Macular hole closure patterns associated with different internal limiting membrane flap techniques. Graefes Arch Clin Exp Ophthalmol, 2017, 255:1073–1078. https://doi.org/10.1007/s00417–017–3598–9.

[14] Park SW, Pak KY, Park KH, et al. Perfuoro-n-octane assisted free internal limiting membrane flap technique for recurrent macular hole. Retina, 2015, 35:2652–2656. https://doi.org/10.1097/IAE.0000000000000754.

[15] Ashkenazy N, Zukerman R, Gregori NZ. Autologous retinal patch graft for refractory large macular holes. Retin Physician, 2020, 17:20–23.

[16] Chakrabarti M, Benjamin P, Chakrabarti K, et al. Closing macular holes with "macular plug" without gas tamponade and postoperative posturing. Retina, 2017, 37:451–459. https://doi.org/10.1097/IAE.0000000000001206.

[17] Kitao M, Wakabayashi T, Nishida K, et al. Long-term reconstruction of foveal microstructure and visual acuity after idiopathic macular hole repair: three-year follow-up study. Br J Ophthalmol, 2019, 103:238–244. https://doi.org/10.1136/bjophthalmol–2017–311689.

[18] Kim NM, Park HJ, Koo GH, et al. Photoreceptor layer assessed in tissue layer image using spectral-domain optical coherence tomography after surgical closure of macular hole. Retina, 2011, 31:1483–1492. https://doi.org/10.1097/IAE.0b013e3182083de0.

[19] Lee JE, Lee SU, Jea SY, et al. Reorganization of photoreceptor layer on optical coherence tomography concurrent with visual improvement after macular hole surgery. Korean J Ophthalmol, 2008, 22:137–142. https://doi.org/10.3341/kjo.2008.22.2.137.

[20] Haritoglou C, Neubauer AS, Reiniger IW, Pet al. Long-term functional outcome of macular hole surgery correlated to optical coherence tomography measurements. Clin Exp Ophthalmol, 2007, 35:208–213. https://doi.org/10.1111/j.1442–9071.2006.01445.x.

[21] Lee SM, Kwon HJ, Park SW, et al. Microstructural changes in the fovea following autologous internal limiting membrane transplantation surgery for large macular holes. Acta Ophthalmol, 2018, 96:e406–408. https://doi.org/10.1111/aos.13504.

[22] Leonard RE, Smiddy WE, Flynn J, et al. Long-term visual outcomes in patients with successful macular hole surgery. Ophthalmology, 1997, 104:1648–1652. https://doi.org/10.1016/S0161–6420(97)30071–2.

[23] Scott IU, Moraczewski AL, Smiddy WE, et al. Long-term anatomic and visual acuity outcomes after initial anatomic success with macular hole surgery. Am J Ophthalmol, 2003, 135:633–640. https://doi.org/10.1016/S0002–9394(02)02240–7.

[24] Saito Y, Hirata Y, Hayashi A, et al. The visual performance and meta morphopsia of patients with macular holes. Arch Ophthalmol, 2000, 118:41–46. https://doi.org/10.1001/archopht.118.1.41.

第11章 视网膜前膜

11.1 引 言

视网膜前膜（epiretinal membrane，ERM）是一种在黄斑区视网膜表面形成一层纤维薄膜的疾病。ERM 在 50 岁以上的人群中很常见，并且患病率随着年龄的增长而升高[1-2]。ERM 最常见的原因是特发性的，但也可继发于其他病因，如视网膜血管疾病、眼内炎症性疾病、伴有或不伴有裂孔的视网膜脱离和眼内肿瘤。大多数 ERM 患者的视力长期保持稳定。然而，ERM 会逐渐进展，导致视物变形、单眼复视和视力丧失。有严重视力障碍的患者需要对 ERM 进行手术治疗，应根据手术医生的判断选择是否剥离内界膜（internal limiting membrane，ILM）。尽管目前 ERM 手术的趋势是同时剥离 ILM，但其疗效存在争议。我们将讨论治疗 ERM 的手术技术，重点是 ILM 剥离。

11.2 ERM 手术中 ILM 剥离的基本原理

手术中取出的 ERM 标本含有一些夹杂在 ERM 中的 ILM 碎片[3-4]。Moris 及其同事首次在患有 Terson 综合征的出血性黄斑囊肿眼中有意剥离了 ILM，并且未发现有修复性增殖的证据[5]。从那以后，许多手术医生扩宽了 ILM 剥离的适应证范围。根据先前的研究，已经确定 ILM 剥离能够完全去除残余 ERM 和玻璃体后界膜，从而减少 ERM 的复发。然而，与没有刻意剥离 ILM 的眼睛相比，没有证据表明通过有意剥离 ILM 可以获得额外的视力增益和黄斑厚度的改善[6-9]。

© Springer Nature Singapore Pte Ltd. 2021
J. E. Lee et al., *Internal Limiting Membrane Surgery*, https://doi.org/10.1007/978–981–15–9403–8_11

11.3 手术技巧

11.3.1 分步剥离技术

在剥离 ERM 之后继续剥离 ILM（图 11.1）。手术步骤如下：①诱导玻璃体后脱离之后切除玻璃体；②剥离 ERM；③如有必要，染色后从视网膜上剥离 ILM。ERM 剥离的手术技巧与 ILM 剥离的手术技巧几乎相同（见第 6 章）。

大多数特发性 ERM 的眼睛已经发生玻璃体后脱离。如果没有后脱离，则必须通过使用笛针或玻璃体切割器抽吸视盘周围的玻璃体来诱导玻璃体后脱离。完全玻璃体切割术通常是首选，但周围玻璃体的清除不是强制性的。然后术者可以用显微镊接近黄斑上的 ERM。由于 ERM 相对不透明且可见，因此剥离 ERM 不需要活体染料。此外 ERM 不能很好地被活体染料染色，如吲哚菁绿或亮蓝 G。ERM

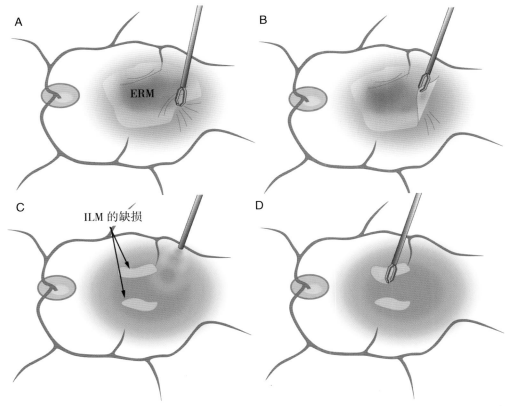

图 11.1 视网膜前膜（ERM）和内界膜（ILM）的逐步剥离。A. 开始剥离 ERM 的边缘。B. 像撕囊一样剥离 ERM。C. 用活体染料可识别 ILM 的缺损。D. 手术医生可以自行决定是否剥离残留的 ILM

的范围通过对 ERM 区域外的 ILM 进行染色来确定。然而与 ILM 相比，锥虫蓝更容易亲和 ERM（见第 4 章）。

建议在与视网膜之间有间隙的地方开始剥离 ERM，这样可以在抓取 ERM 时将视网膜损伤降到最低（图 11.2）。该间隙区域可以通过查看光学相干断层扫描（optical coherence tomography，OCT）体积扫描的连续横断面图像来识别。在没有这种间隙的情况下，ERM 增厚的区域或边缘是首选。使用显微镊直接抓取 ERM，或者在使用显微镊抓取之前使用玻璃体视网膜钩或弯针做一个边缘。通过使用玻璃体视网膜镊抓紧翘起的边缘，与视网膜表面平行，像白内障手术中的撕囊术一样，沿圆周去除 ERM。

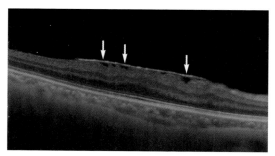

图 11.2　光学相干断层扫描（OCT）的横断面图像显示视网膜前膜（ERM）和皱褶视网膜表面之间的间隙（箭头），间隙是启动 ERM 剥离的首选位置

剥离 ERM 后，可以进一步剥离 ILM。在剥离 ERM 后，ILM 缺损相当常见[10]。视网膜的短暂苍白变化和点状出血是 ILM 缺损的标志。然而，通常这些迹象很细微，ILM 的缺如也是不规则的。为了完全剥离 ILM，在剥离 ERM 后使用活体染料很有帮助（图 11.3）。ILM 经常损伤，但使用显微镊可以轻松抓住其边缘。ILM

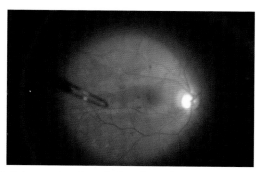

图 11.3　剥离视网膜前膜（ERM）后发现内界膜（ILM）的多个缺损。点状出血表明 ILM 受损。在用亮蓝 G 染色后，ILM 缺损的程度清晰可见

剥离的详细手术技术见第6章。

11.3.2 整体剥离技术

ERM 和 ILM 可以被整体剥离（图11.4）。该技术具有理论上的优点，即牵引损伤仅传递到视网膜一次。剥离 ERM 范围之外的 ILM。ILM 的辐射样褶皱是制作裂口的最佳位置。由于 ERM 在 ILM 上，仅通过一次操作就可将它们一起剥离。在具有厚韧膜的眼睛中，这种技术可能不可行，因为 ILM 会裂开，不能和它上面的 ERM 一起被提高。所以，对于处于相对早期阶段和良好视力的 ERM，整体剥离是首选。

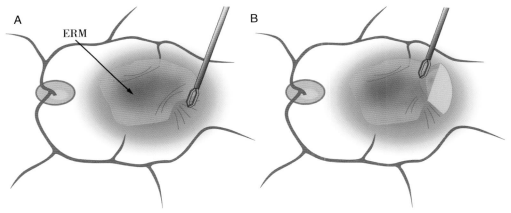

图 11.4 整体剥离内界膜（ILM）和视网膜前膜（ERM）。A. 用染色剂显示 ILM 和 ERM 的范围，开始剥离 ERM 范围之外的 ILM。B. ILM 和 ERM 被整体剥离

11.3.3 ERM 手术中 ILM 剥离的考量

继发性 ERM 对视网膜的黏附性比特发性 ERM 更强。有时，可能需要在中心凹区域仔细剥离 ERM。可以使用眼内剪刀切割 ERM 的柄部，以尽量减少对中心凹的机械损伤并防止黄斑裂孔（macular hole，MH）的意外发生（图11.5）。

大约10% 的 ERM 眼中早已存在 ILM 撕裂[11]。典型 ILM 的撕裂通常在眼底检查中被视为靠近 ERM 卷起的边缘处减少的条纹区域（图11.6）。OCT 描绘了裸露的神经纤维层上收缩的 ILM 和不规则的纤维状结构。手术医生应该识别 ILM 撕裂，因为尝试在该区域剥离 ILM 可能会损伤视网膜。此外，ILM 破裂的边缘是开始剥离的有利位置。

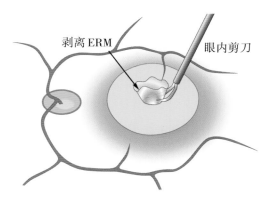

图 11.5　当继发性视网膜前膜（ERM）对中心凹有强粘连时，可以用眼内剪刀剪下其在中心凹的柄，作为剥离的最后一步

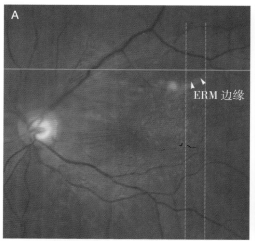

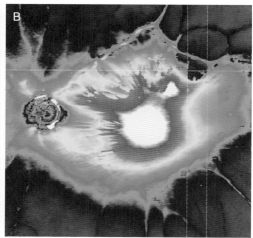

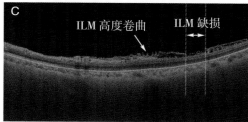

图 11.6　与视网膜前膜（ERM）相关的内界膜（ILM）缺损。A. ERM 的边缘显示不连续。B. 光学相干断层扫描（OCT）的厚度图表明靠近 ERM 边缘的视网膜变薄。C. OCT 的横断面图像描绘了 ILM 缺损及由于其收缩而导致的高度卷曲

11.4　ERM 手术伴 ILM 剥离的手术效果

　　是否应将 ILM 剥离纳入有症状 ERM 手术治疗的常规方案中仍然存在争议。文献综述表明，在 ERM 切除期间剥离 ILM 并没有改善视力的效果，尽管它可能会降低复发率[6]。一些研究人员认为，ILM 剥离应谨慎用于复发或高复发风险的

病例，因为许多复发病例在视力上并无显著差别，并且 ILM 剥离的长期影响尚待评估 [8]。另外，值得注意的是，同时去除 ILM 在 ERM 剥离中很常见 [10]。因此，在没有 ILM 剥离的对照组中，相当大比例的 ILM 会与 ERM 同时被剥离。如第 9 章所述，ERM 剥离引起的 ILM 缺损通常是不规则的，并且可导致由术后黄斑变形引起的手术源性复视。

目前可用的文献实际上是关于 ERM 中"有意的"ILM 剥离，而不管手术结束时的 ILM 状态如何。同时剥离 ILM 的程度可能因手术医生的技术而异。需要进行对照试验来评估 ILM 剥离在 ERM 手术中的真实效果。

参考文献

[1] McCarty DJ, Mukesh BN, Chikani V, et al. Prevalence and associations of epiretinal membranes in the visual impairment project. Am J Ophthalmol, 2005, 140:288–294. https://doi.org/10.1016/j.ajo.2005.03.032.

[2] Duan XR, Liang YB, Friedman DS, et al. Prevalence and associations of epiretinal membranes in a rural Chinese adult population: the handan eye study. Invest Ophthalmol Vis Sci, 2009, 50:2018–2023. https://doi.org/10.1167/iovs.08–2624.

[3] Smiddy WE, Maguire AM, Green WR, et al. Idiopathicepiretinal membranes. Ultrastructural characteristics and clinicopathologic correlation. Ophthalmology, 1983, 96:811–820; discussion 21. https://doi.org/10.1016/s0161–6420(89)32811–9.

[4] Trese M, Chandler DB, Machemer R. Macular pucker. II. Ultrastructure. Graefes Arch Clin Exp Ophthalmol, 1983, 221:16–26. https://doi.org/10.1007/BF02171726.

[5] Morris R, Kuhn F, Witherspoon CD. Hemorrhagic macular cysts. Ophthalmology, 1994, 101:1. https://doi.org/10.1016/s0161–6420(13)31237–8.

[6] Azuma K, Ueta T, Eguchi S, et al. Effects of internal limiting membrane peeling combined with removal of idiopathic epiretinal membrane: a systematic review of literature and meta-analysis. Retina, 2017, 37:1813–1819. https://doi.org/10.1097/IAE.0000000000001537.

[7] Schechet SA, DeVience E, Thompson JT. The effect of internal limiting membrane peeling on idiopathic epiretinal membrane surgery, with a review of the literature. Retina, 2017, 37:873–880. https://doi.org/10.1097/IAE.0000000000001263.

[8] Díaz-Valverde A, Wu L. To peel or not to peel the internal limiting membrane in idiopathic epiretinal membranes. Retina, 2018, 38(Suppl 1):S5–S11. https://doi.org/10.1097/IAE.0000000000001906.

[9] Chang WC, Lin C, Lee CH, et al. Vitrectomy with or without internal limiting membrane peeling for idiopathic epiretinal membrane: a meta-analysis. PLoS One, 2017, 12:e0179105. https://doi.org/10.1371/journal.pone.0179105.

[10] Carpentier C, Zanolli M, Wu L, et al; Pan-American Collaborative Retina Study Group. Residual

internal limiting membrane after epiretinal membrane peeling: results of the Pan-American Collaborative Retina Study Group. Retina, 2013, 33:2026–2031. https://doi.org/10.1097/IAE.0b013e31828e69c2.

[11] Bovey EH, Uffer S. Tearing and folding of the retinal internal limiting membrane associated with macular epiretinal membrane. Retina, 2008, 28:433–440. https://doi.org/10.1097/IAE.0b013e318150d6cf.

糖尿病黄斑水肿　第 12 章

12.1 引　言

糖尿病黄斑水肿（diabetic macular edema，DME）是与糖尿病视网膜病变相关的视力下降的主要原因，并且是发达国家视力丧失的主要原因[1]。玻璃体切割术在 DME 中的作用几十年前就已经被提出了[2-4]。在引入抗血管内皮生长因子（vascular endothelial growth factor，VEGF）治疗后，对其他治疗方式的需求比以前少了很多，如病灶的光凝术和玻璃体切割术。然而，反复注射抗 VEGF 药物对患者、医生和卫生保健系统来说都是相当大的负担，即使在抗 VEGF 时代，玻璃体切割术仍对一些病例有益。本章将讨论 DME 玻璃体切割术的理论背景、潜在的适应者、手术技术和术后管理。

12.2 DME 玻璃体切割术的机制和指征

已知后部玻璃体的结构会影响 DME 及其对治疗的反应[5]。后部玻璃体牵拉和没有玻璃体后脱离（posterior vitreous detachment，PVD）与弥漫性黄斑水肿有关。成形的、较少液化的玻璃体可能会阻止氧气和各种炎症细胞因子的扩散[6-7]。去除玻璃体可增强房水向后段的自由运动。由于房水比未切除的玻璃体和内部视网膜具有更高的氧张力，因此流向后段的房水增加了视网膜氧合作用[7-8]。此外，包括 VEGF 在内的促炎细胞因子会被更有效地从黄斑清除[6]。

机械牵引力似乎是加重 DME 的因素之一。玻璃体黄斑牵引（vitreomacular traction，VMT）与 DME 患者的视网膜厚度有关[5]。玻璃体切割术可以解决 VMT，并有利于改善 DME。

与仅进行玻璃体切割术相比，剥离内界膜（internal limiting membrane，ILM）可

© Springer Nature Singapore Pte Ltd. 2021
J. E. Lee et al., *Internal Limiting Membrane Surgery*, https://doi.org/10.1007/978–981–15–9403–8_12

进一步改善 DME，并被认为是 DME 玻璃体切割术的一项关键步骤[9-10]。通过剥离 ILM，可以从视网膜上完全缓解包括切线牵引在内的机械力。随着屏障的去除，氧气和细胞因子在玻璃体腔和神经感觉视网膜之间将更容易扩散。一些研究报告表明，即使在没有后部玻璃体牵拉的眼睛中，玻璃体切割术和 ILM 剥离也能改善 DME[11]。

基于上述机制，研究者提出了一些关于选择 DME 玻璃体切割术病例的指导建议。最佳适应者是对药物治疗反应不佳、无 PVD 的弥漫性黄斑水肿（图 12.1）。存在 VMT 或视网膜前膜（epiretinal membrane，ERM）也被认为是玻璃体切割术的指征。一项前瞻性研究报告表明，玻璃体切割术仅在临床和（或）光学相干断层扫描（optical coherence tomography，OCT）上具有黄斑牵引体征的眼睛中显示出视力获益[12]。可以使用 OCT 评估玻璃体和视网膜之间的结构关系。在视盘的 OCT 横断图像中可准确证实没有 PVD。

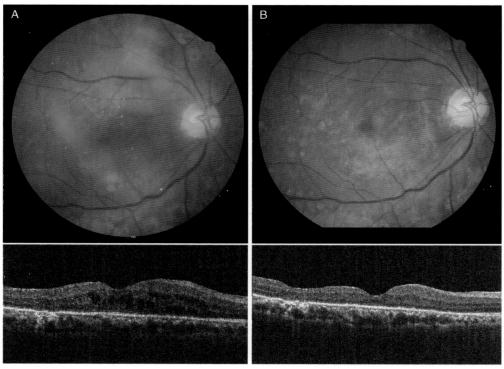

图 12.1　糖尿病黄斑水肿（DME）内界膜（ILM）手术的典型案例。A. 一名 67 岁女性在局灶性激光治疗、4 次注射曲安奈德和 2 次注射抗血管内皮生长因子（VEGF）药物后出现持续的 DME。请注意，黄斑水肿是弥漫性的，没有明显的微动脉瘤，没有玻璃体后脱离（PVD）。B. 在玻璃体切割术和 ILM 剥离 4 个月后，黄斑水肿在无任何额外干预的情况下没有复发

12.3 手术技巧

如果黄斑囊样水肿严重且内壁较薄，剥离 ILM 时囊腔可能会破裂，导致板层孔的发生。对于这种情况，术前给予玻璃体内抗 VEGF 或类固醇的预处理可以减少水肿及并发症的风险。

手术过程与 ERM 手术相似。按照标准步骤进行平坦部玻璃体切割术。如果未发生 PVD，则必须将后部玻璃体从视盘和视网膜分离。在某些情况下，玻璃体视网膜粘连得很紧。应用曲安奈德有助于显示玻璃体诱导 PVD，也有助于显示 PVD 后残留的后部玻璃体。

建议在血管弓内广泛剥离 ILM。用活体染料染色对于完全剥离 ILM 至关重要。ILM 的不规则染色很常见。手术医生常发现 ILM 很脆弱，粘连不均匀。通常，ILM 会一块一块地裂开，而不是被完整剥离。这种趋势在以前有局部病灶激光治疗经历的慢性 DME 眼中更为明显。由于增厚的后玻璃体膜可能被误认为是 ILM，必要时可重复应用活体染料。手术结束时，可将曲安奈德注入球后 Tenon 囊下间隙，以促进 DME 的消退。

12.4 玻璃体切割术后持续性 DME 的管理和手术效果

尽管没有大规模的随机对照试验，但一些前瞻性研究报告了 DME 玻璃体切割术的疗效 [9, 13-15]。它们中的大多数都有一个黄斑激光光凝的对照组。一项 meta 分析表明，与激光光凝术相比，玻璃体切割术组的患者在结构和功能上有所改善，但未能发现显著的视力获益 [16]。DME 玻璃体切割术的疗效与抗 VEGF 治疗的比较未被评估过。考虑到抗 VEGF 的效果优于激光治疗，仅在抗 VEGF 注射反应不佳的患者中选择玻璃体切割术是合理的。

剥离 ILM 后，黄斑的形态学变化在 DME 和其他疾病中是一致的 [17]。黄斑中心凹向视盘移位，黄斑颞侧变薄，而黄斑鼻侧变厚（见第 9 章）。

玻璃体切除的眼睛与非玻璃体切除的眼睛具有不同的药代动力学特性。不仅是炎症细胞因子，通过玻璃体内给药的治疗药物也清除得更快 [18-19]。与抗 VEGF 药物相比，曲安奈德的差异更大，因为玻璃体切割术阻止了疏水类固醇腔室的形成。因此，如果 DME 在玻璃体切割术后持续存在或复发，药物治疗的疗效可能会降低。

对于玻璃体内注射反应性降低的眼睛，有几种选择。简单地说，可以更频繁地进行注射以补偿缩短的半衰期。其次，据报道，类固醇植入物在玻璃体切除眼中具有相似的半衰期，这将是一个好的选择[20]。有病例报道，释放的植入物会对视网膜造成机械损伤[21]。医生应注意释放植入物时速度不要过快。 最后，在玻璃体切割术后，药代动力学特性似乎变得更有利于玻璃体切割术后的后部 Tenon 囊下注射曲安奈德[22]。靠近巩膜注射曲安奈德到后部 Tenon 囊下是治疗玻璃体切除眼 DME 的有效替代方法[23]。

参考文献

[1] Klein R, Klein BEK, Moss SE, et al. The Wisconsin epidemiologic study of diabetic retinopathy: IV. Diabetic macular edema. Ophthalmology, 1984, 91:1464–1474. https://doi.org/10.1016/S0161–6420(84)34102–1.

[2] Pendergast SD, Hassan TS, Williams GA, et al. Vitrectomy for diffuse diabetic macular edema associated with a taut premacular posterior hyaloid. Am J Ophthalmol, 2000, 130:178–186. https://doi.org/10.1016/S0002–9394(00)00472–4.

[3] Harbour JW, Smiddy WE, Flynn HW, et al. Vitrectomy for diabetic macular edema associated with a thickened and taut posterior hyaloid membrane. Am J Ophthalmol, 1996, 121:405–413. https://doi.org/10.1016/S0002–9394(14)70437–4.

[4] Lewis H, Abrams GW, Blumenkranz MS, et al. Vitrectomy for diabetic macular traction and edema associated with posterior hyaloidal traction. Ophthalmology, 1992, 99:753–759. https://doi.org/10.1016/S0161–6420(92)31901–3.

[5] Sivaprasad S, Ockrim Z, Massaoutis P, et al. Posterior hyaloid changes following intravitreal triamcinolone and macular laser for diffuse diabetic macular edema.Retina, 2008, 28:1435–1442. https://doi.org/10.1097/IAE.0b013e31817f2dae.

[6] Lee SS, Ghosn C, Yu Z, et al. Vitreous VEGF clearance is increased after vitrectomy. Invest Ophthalmol Vis Sci, 2010, 51:2135–2138. https://doi.org/10.1167/iovs.09–3582.

[7] Stefansson E, Landers MB, Wolbarsht ML. Increased retinal oxygen supply following pan-retinal photocoagulation and vitrectomy and lensectomy. Trans Am Ophthalmol Soc, 1981, 79:307–334.

[8] Simpson ARH, Dowell NG, Jackson TL, et al. Measuring the effect of pars plana vitrectomy on vitreous oxygenation using magnetic resonance imaging. Invest Ophthalmol Vis Sci, 2013, 54:2028–2034. https://doi.org/10.1167/iovs.12–11258.

[9] Patel JI, Hykin PG, Schadt M, et al. Pars plana vitrectomy with and without peeling of the inner limiting membrane for diabetic macular edema. Retina, 2006, 26:5–13. https://doi.org/10.1097/00006982–200601000–00002.

[10] Hartley KL, Smiddy WE, Flynn HW, et al. Pars plana vitrectomy with internal limiting membrane peeling for diabetic macular edema. Retina, 2008, 28:410–419. https://doi.org/10.1097/IAE.0b013e31816102f2.

[11] Rosenblatt BJ, Shah GK, Sharma S, et al. Pars plana vitrectomy with internal limiting membranectomy for refractory diabetic macular edema without a taut posterior hyaloid. Graefes Arch Clin Exp

Ophthalmol, 2005, 243:20–25. https://doi.org/10.1007/s00417–004–0958–z.

[12] Shah SP, Patel M, Thomas D, et al. Factors predicting outcome of vitrectomy for diabetic macular oedema: results of a prospective study. Br J Ophthalmol, 2006, 90:33–36. https://doi.org/10.1136/bjo.2005.072934.

[13] Thomas D, Bunce C, Moorman C, et al. A randomised controlled feasibility trial of vitrectomy versus laser for diabetic macular oedema. Br J Ophthalmol, 2005, 89:81–86. https://doi.org/10.1136/bjo.2004.044966.

[14] Kumar A, Sinha S, Azad R, et al. Comparative evaluation of vitrectomy and dyeenhanced ILM peel with grid laser in diffuse diabetic macular edema. Graefes Arch Clin Exp Ophthalmol, 2007, 245:360–368. https://doi.org/10.1007/s00417–006–0456–6.

[15] Yanyali A, Horozoglu F, Celik E, et al. Pars plana vitrectomy and removal of the internal limiting membrane in diabetic macular edema unresponsive to grid laser photocoagulation. Eur J Ophthalmol, 2006, 16:573–581. https://doi.org/10.1177/112067210601600412.

[16] Jackson TL, Nicod E, Angelis A, et al. Pars plana vitrectomy for diabetic macular edema: a systematic review, meta-analysis, and synthesis of safety literature. Retina, 2017, 37:886–895. https://doi.org/10.1097/IAE.0000000000001280.

[17] Yoshikawa M, Murakami T, Nishijima K, et al. Macular migration toward the optic disc after inner limiting membrane peeling for diabetic macular edema. Invest Ophthalmol Vis Sci, 2013, 54:629–635. https://doi.org/10.1167/iovs.12–10907.

[18] Chin HS, Park TS, Moon YS, et al. Difference in clearance of intravitreal triamcinolone acetonide between vitrectomized and nonvitrectomized eyes. Retina, 2005, 25:556–560. https://doi.org/10.1097/00006982–200507000–00002.

[19] Niwa Y, Kakinoki M, Sawada T, et al. Ranibizumab and aflibercept: intraocular pharmacokinetics and their effects on aqueous VEGF level in vitrectomized and nonvitrectomized macaque eyes. Invest Ophthalmol Vis Sci, 2015, 56:6501–6505. https://doi.org/10.1167/iovs.15–17279.

[20] Chang-Lin JE, Burke JA, Peng Q, et al. Pharmacokinetics of a sustained-release dexamethasone intravitreal implant in vitrectomized and nonvitrectomized eyes. Invest Ophthalmol Vis Sci, 2011, 52:4605–4609. https://doi.org/10.1167/iovs.10–6387.

[21] Lee SM, Jung JW, Park SW, et al. Retinal injury following intravitreal injection of a dexamethasone implant in a vitrectomized eye. Int J Ophthalmol, 2017, 10:1019–1020. https://doi.org/10.18240/ijo.2017.06.31.

[22] Park HJ, Lee JE, il KS, et al. Intravitreal pharmacokinetics after posterior subtenon triamcinolone acetonide injection in vitrectomized rabbit eyes. Retina, 2014, 34:801–806. https://doi.org/10.1097/IAE.0000000000000000.

[23] Pak KY, Choi BS, Park SW, et al. Comparison of vitrectomized with nonvitrectomized eyes after subtenon injection of triamcinolone acetonide to treat diabetic macular edema: retrospective comparative analysis of an interventional case series. Indian J Ophthalmol, 2017, 65:488–492. https://doi.org/10.4103/ijo.IJO_627_16.

第13章 近视牵引性黄斑病变

13.1 引 言

近视牵引性黄斑病变（myopic tractional maculopathy，MTM）由 3 个词组成：近视、牵引和黄斑病变。MTM 近视是以后巩膜葡萄肿为特征的病理性近视[1]。对黄斑的牵引来自凸出的巩膜（图 13.1，蓝线）和玻璃体黄斑界面（vitreomacular interface，VMI）异常（图 13.1，红线）。因此，黄斑病变发生可表现为近视性黄斑劈裂或近视性黄斑脱离（图 13.1）[2]。疾病的进一步发展可能导致全层裂孔或黄斑裂孔视网膜脱离（macular hole retinal detachment，MHRD）[3]。

13.2 发病机制和诊断

13.2.1 VMI 异常引起的向内牵引

VMI 在生理上由玻璃体皮层和内界膜（internal limiting membrane，ILM）组成。随着年龄的增长，玻璃体开始液化，随着液化的玻璃体迁移到中间的空腔，后部玻璃体最终与 ILM 分离，该现象称为玻璃体后脱离（posterior vitreous detachment，PVD）。

由于较早的液化，玻璃体后部和 ILM 之间的强粘连及后部玻璃体劈裂，这些过程在病理性近视中发生了偏差。高度近视的眼睛，尤其是那些患有后葡萄肿的眼睛倾向于早期发生 PVD，这种 PVD 通常是不彻底的，因为后部玻璃体劈裂遗留的玻璃体皮质残留物附着在 ILM 上[2, 4]。这些残余物会与米勒（Müller）细胞活化一起诱导膜收缩的发生[5]。

© Springer Nature Singapore Pte Ltd. 2021

J. E. Lee et al., *Internal Limiting Membrane Surgery*, https://doi.org/10.1007/978–981–15–9403–8_13

13.2.2 后葡萄肿引起的向外牵引

后葡萄肿是眼睛后壁的外凸，似乎与有缺陷的巩膜结构有关[1]，然而确切的发病机制仍不清楚。外凸程度随着年龄的增长而增加[6]，因此后葡萄肿的向外牵引力也增加。

13.2.3 MTM 的诊断

MTM 的特点是后葡萄肿、VMI 牵拉和视网膜层的劈裂（图 13.1）。这些能很好地通过光学相干断层扫描（optical coherence tomography，OCT）被检测到。与没有后葡萄肿的眼睛相比，后葡萄肿可以用更陡峭的视网膜色素上皮（retinal pigment epithelium，RPE）层轮廓线描述[7]。VMI 牵拉显示 ILM、视网膜前膜（epiretinal membrane，ERM）和（或）玻璃体后部组成的复合体的信号强度增加。VMI 牵拉和后葡萄肿对黄斑产生相反的牵引力，导致黄斑中心凹劈裂或中心凹视网膜层裂开。近视性黄斑中心凹脱离的特征是光感受器层与 RPE 分离。

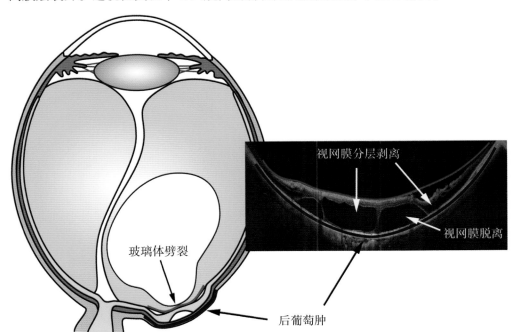

图 13.1　蓝线表示后葡萄肿的向外牵引。红线表示由残余玻璃体、已形成视网膜前膜和内界膜（ILM）组成的玻璃体黄斑界面（VMI）异常的向内牵引。病理性近视眼的特点是后葡萄肿导致眼轴长，玻璃体早期液化伴玻璃体劈裂，VMI 异常粘连。在光学相干断层扫描（OCT）图中，可以通过眼睛的巩膜曲率比非近视眼更陡峭来识别后葡萄肿。OCT 显示黄斑从视网膜色素上皮（RPE）分裂和脱离

13.3　手术时机

虽然近视性黄斑劈裂可能会在很长一段时间内保持稳定，但 MTM 是一种进展性疾病，如果未能及时干预，可能会导致不可逆的视力损失。Shimada 等人对 207 只患有近视性黄斑劈裂的眼睛进行了为期 3 年的研究，报告显示 11.6% 的眼在视力方面有所进展；特别是在严重的部分病例，有 42.9% 的眼在 3 年内有所进展 [3]。

对 MTM 患者进行手术的最佳时间尚无明确的共识。MTM 的手术干预具有较高的视力降低、新黄斑裂孔（macular hole, MH）形成和黄斑萎缩的风险 [8-9]。此外，患有严重中心凹病变的眼睛在手术后出现黄斑萎缩的风险更高 [9]。如果 MTM 稳定且视功能相对较好，在常规随访的基础上，保守治疗被广泛接受。关于视力丧失和（或）中心凹畸形的疾病进展应该是一个主要的决策点 [2]。

13.4　手术技巧

高度近视眼的玻璃体视网膜手术是最困难和最具挑战性的手术之一，即使是经验丰富的专家也要承担不必要或意外的不良事件的风险 [2]。

13.4.1　玻璃体切割术并 ILM 剥离

MTM 的标准治疗选择是玻璃体切割术，以去除由后玻璃体、ERM 和 ILM 组成的收缩性 VMI 的向内牵引 [10-11]。对于去除玻璃体黄斑牵引、黏附的玻璃体皮质和 ERM 已经达成共识。然而，尽管许多研究人员同意无 ILM 的视网膜更有弹性且更易恢复结构 [12]，但对剥离 ILM 仍存在争议。许多研究表明，玻璃体切割术和 ILM 剥离将是治疗 MTM 的必要步骤 [8, 13-14]。然而，据报道，在 MTM 进行 ILM 剥离后，MH 的发生率高达 13.3%~27.3% [8, 15]。一些研究人员对 ILM 剥离的获益表示质疑，并试图至少保留部分 ILM [15-21]。

能达到 27 mm 距离的 25G+ 镊子（爱尔康）的长度比 23G 镊子（爱尔康）短 5 mm 左右。在眼轴长度极长的眼睛中，使用 25G 常规镊子可能无法到达 ILM。根据我们的经验，对于短于 28 mm 的眼睛，25G 镊子就足够了，而对于长于 29 mm 的眼睛，则考虑使用 23G 镊子。对于超过 32 mm 的极长轴长，使用特殊设计的长镊子。

由于斑片状脉络膜视网膜萎缩和玻璃体残余引起的不规则染色，VMI 成分的可见性较差。曲安奈德和活体染料的重复染色将是有益的。去除核心玻璃体后，应用曲安奈德识别玻璃体后界膜。通过黏附的曲安奈德结晶引导，可去除残余玻璃体和 ERM。然后应用亮蓝 G（brilliant blue G，BBG）或吲哚菁绿（indocyanine green，ICG）等活体染料对剥离的 ILM 进行染色。在复杂的病例中，由于玻璃体或 ERM 残留，ILM 染色不规则。可以只去除残留的 ERM/ 玻璃体皮质或同时去除 ILM。去除已识别的 VMI 成分后，重新应用的染料可能会暴露剩余的 VMI 成分。重复此过程以根据需要剥离 ILM 和其他牵引组织。

在高度近视眼中，很难将 ILM 完整剥离，因为 ILM 薄且易碎。此外，由于残留的玻璃体皮质或 ERM，ILM 的韧性是不正常的。在 MTM 中剥离 ILM 需要耐心和专注。

由于 MTM 具有术后 MH 的高风险，手术医生在手术过程中必须小心避免对黄斑中心凹中心的牵引力。尤其是在中心凹脱离且内壁极薄的 MTM 中，并发 MH 的风险非常高[12]。ILM 剥离应在黄斑中心凹周围开始并指向中心凹的中心（图 13.2）。最后分离中心凹中心的连接。ILM 至少可以部分保留，该技术将在下文描述。

13.4.2　无 ILM 剥离的玻璃体切割术

一些研究表明，无 ILM 剥离的玻璃体切割术的效果不亚于 ILM 剥离的玻璃体切割术[16-18]。此外，一项 meta 分析表明，尽管 ILM 剥离的解剖学结果似乎更好，但关于最佳矫正视力（best corrected distance visual acuity, BCVA）的获益没有显著的统计学差异[22]。这些结果应谨慎解释。最重要的是，"没有 ILM 剥离"意味着

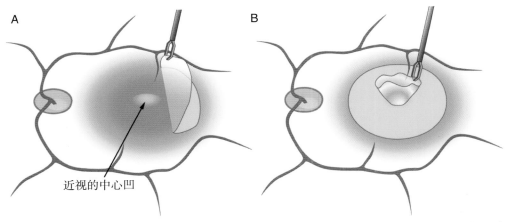

图 13.2　近视牵引性黄斑病变（MTM）中的内界膜（ILM）剥离。A. 为避免术后黄斑裂孔（MH）发生，在到达中心凹中心之前停止剥离 ILM。B. 中心凹中心的局部黏附最后被去除，以最小化对中心凹结构的牵引力

ILM 并未被有意剥离，并不一定表明 ILM 被完整保留。据报道，ILM 通常在 ERM 剥离过程中受损[23]。去除玻璃体残留物或 ERM，完全不造成 ILM 损害几乎是不可能的。这些研究中的任何一项均没有凭借活体染料染色来证实 ILM 的存留[16-18]。要研究无 ILM 剥离玻璃体切割术的疗效，应在手术结束时使用活体染料验证 ILM 的状态。

在有残留玻璃体或 ERM 的地方，ILM 不能很好地染色，因此用活体染料染色是识别残余牵拉膜的有效方法。尤其是，虽然 ERM 在白色脉络膜视网膜萎缩的眼中不染色，很难被识别，但这种活体染料染色的方法仍然是有益的。根据我们的经验，染色 ILM 不但对于剥离 ILM 至关重要，而且对于证实玻璃体残留物和 ERM 的完全清除也非常重要。

13.4.3 玻璃体切割术联合中心凹保留的 ILM 剥离

2012 年，Shimada 等报道了中心凹保留的 ILM 剥离（fovea-sparing ILM peeling，FSIP）[21]。在此技术中，ILM 以"甜甜圈"的形状被剥离，保留了中心凹的 ILM（直径约为 300~2000 μm；图 13.3）[2]。研究表明，FSIP 通过保留中心凹米勒细胞锥来防止术后 MH[15, 19, 21, 23]。中心凹 ILM 保留越多，中心凹周围剥离的 ILM 也应越多。

一些研究表明，在视功能及预防并发症方面，FSIP 的结果优于常规 ILM 剥离[15, 23]。然而，这些研究[15, 19, 21, 23]只是小型的短期回顾性队列。FSIP 的一种潜在并发症可能是 ERM 的复发[24]，尽管迄今尚未在 MTM 的眼睛中报道。此外，FSIP 在有起伏的视网膜表面和脱色素背景的病理性近视眼中具有更多的技术性挑战。

13.4.4 填　充

填充的作用不是压迫，而是阻断来自视网膜裂孔处的玻璃体液。从理论上讲，没有 MH 的 MTM 不需要任何填塞。并且之前的研究表明，在没有填充的情况下去除 VMI 牵引后，黄斑中心凹劈裂可能会变平[8, 24]。然而，一些手术医生在玻璃体切割术结束时应用了气体填充[13, 25]，因为 ILM 剥离后可能存在未发现的 MH，填充会让术后 MH 闭合。相反，另一些手术医生认为，在中心凹脱离的眼中，填充物的强大浮力迫使内层视网膜移向巩膜葡萄肿的内壁，可能会加速 MH 的发生。

13.5 手术效果

大多数研究都是小型的、回顾性的和异质的，报道的结果也是宽泛的。Rizzo

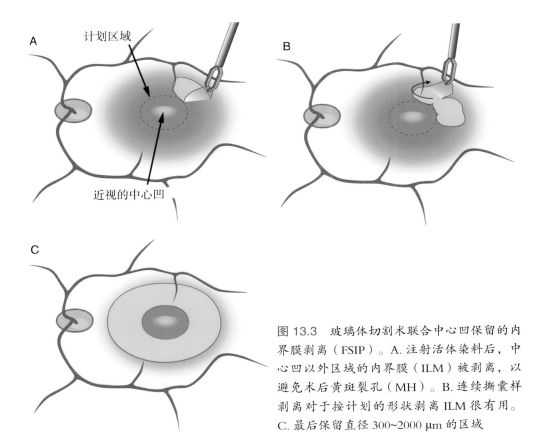

图 13.3　玻璃体切割术联合中心凹保留的内界膜剥离（FSIP）。A. 注射活体染料后，中心凹以外区域的内界膜（ILM）被剥离，以避免术后黄斑裂孔（MH）。B. 连续撕囊样剥离对于按计划的形状剥离 ILM 很有用。C. 最后保留直径 300~2000 μm 的区域

等人最近的一项研究显示了代表性的结果[13]。术后 1 年，中心凹厚度逐渐变薄。在 12 个月的随访中，88% 的病例中发现了黄斑劈裂完全缓解，92% 的患者视力提高。其中，有 4% 的视力较差，而 4% 的视力没有变化。术后并发症包括 2 例全层 MH，以及 1 例孔源性视网膜脱离。

　　如上所述，术后 MH 是最棘手的不良事件，特别是具有中心凹脱离的 MTM 具有更高的风险。MTM 手术后 MH 一旦发生，随后的手术干预将具有挑战性，因为 ILM 通常被广泛地从黄斑区剥离，无法获得足够大的 ILM 用于覆盖或填塞手术。可以考虑预留部分 ILM 以防万一，因为对于实现手术目标来说，去除黄斑区外周的 ILM 并不是必需的。

参考文献

[1] Ohno-Matsui K. Pathologic myopia. Asia-Pac J Ophthalmol, 2016, 5:415–423. https://doi.org/10.1097/

APO.0000000000000230.

[2] Ruiz-Medrano J, Montero JA, Flores-Moreno I, et al. Myopic maculopathy: current status and proposal for a new classifcation and grading system (ATN). Prog Retin Eye Res, 2019, 69:80–115. https://doi.org/10.1016/j.preteyeres.2018.10.005.

[3] Shimada N, Tanaka Y, Tokoro T, et al. Natural course of myopic traction maculopathy and factors associated with progression or resolution. Am J Ophthalmol, 2013, 156:948–957.e1. https://doi.org/10.1016/j.ajo.2013.06.031.

[4] Lorenzo Carrero J. Incomplete posterior vitreous detachment: prevalence and clinical relevance. Am J Ophthalmol, 2012, 153:497–503. https://doi.org/10.1016/j.ajo.2011.08.036.

[5] Gupta P, Yee KMP, Garcia P, et al. Vitreoschisis in macular diseases. Br J Ophthalmol, 2011, 95:376–380. https://doi.org/10.1136/bjo.2009.175109.

[6] Wakazono T, Yamashiro K, Miyake M, et al. Time-course change in eye shape and development of staphyloma in highly myopic eyes. Invest Ophthalmol Vis Sci, 2018, 59:5455–5461. https://doi.org/10.1167/iovs.18–24754.

[7] Miyake M, Yamashiro K, Akagi-Kurashige Y, et al. Analysis of fundus shape in highly myopic eyes by using curvature maps constructed from optical coherence tomography. PLoS One, 2014, 9:e107923. https://doi.org/10.1371/journal.pone.0107923.

[8] Lim SJ, Kwon YH, Kim SH, et al. Vitrectomy and internal limiting membrane peeling without gas tamponade for myopic foveoschisis. Graefes Arch Clin Exp Ophthalmol, 2012, 250:1573–1577. https://doi.org/10.1007/s00417–012–1983–y.

[9] Fang Y, Yokoi T, Shimada N, et al. Development of macular atrophy after pars plana vitrectomy for myopic traction maculopathy and macular hole retinal detachment in pathologic myopia. Retina, 2019. https://doi.org/10.1097/IAE.0000000000002709.

[10] Johnson MW. Myopic traction maculopathy. Retina, 2012, 32:S205–210. https://doi.org/10.1097/IAE.0b013e31825bc0de.

[11] VanderBeek BL, Johnson MW. The diversity of traction mechanisms in myopic traction maculopathy. Am J Ophthalmol, 2012, 153:93–102. https://doi.org/10.1016/j.ajo.2011.06.016.

[12] Gaucher D, Haouchine B, Tadayoni R, et al. Long-term follow-up of high myopic foveoschisis: natural course and surgical outcome. Am J Ophthalmol, 2007, 143:455–462. https://doi.org/10.1016/j.ajo.2006.10.053.

[13] Rizzo S, Giansanti F, Finocchio L, et al. Vitrectomy with internal limiting membrane peeling and air tamponade for myopic foveoschisis. Retina, 2019, 39:2125–2131. https://doi.org/10.1097/IAE.0000000000002265.

[14] Ikuno Y, Sayanagi K, Ohji M, et al. Vitrectomy and internal limiting membrane peeling for myopic foveoschisis. Am J Ophthalmol, 2004, 137:719–724. https://doi.org/10.1016/j.ajo.2003.10.019.

[15] Iwasaki M, Miyamoto H, Okushiba U, et al. Fovea-sparing internal limiting membrane peeling versus complete internal limiting membrane peeling for myopic traction maculopathy. Jpn J Ophthalmol, 2020, 64:13–21. https://doi.org/10.1007/s10384–019–00696–1.

[16] Spaide RF, fsher Y. Removal of adherent cortical vitreous plaques without removing the internal limiting membrane in the repair of macular detachments in highly myopic eyes. Retina, 2005, 25:290–295. https://doi.org/10.1097/00006982–200504000–00007.

[17] Taniuchi S, Hirakata A, Hirota K, et al. Vitrectomy with or without internal limiting membrane peeling for each stage of myopic traction maculopathy. Retina, 2013, 33:2018–2025. https://doi.org/10.1097/IAE.0b013e3182a4892b.

[18] Gui J, Ai L, Huang T. Vitrectomy with or without internal limiting membrane peeling for myopic foveoschisis. BMC Ophthalmol, 2020, 20:83. https://doi.org/10.1186/s12886–020–01354–8.

[19] Shinohara K, Shimada N, Takase H, et al. Functional and structural outcomes after fovea-sparing internal limiting membrane peeling for myopic macular retinoschisis by microperimetry. Retina, 2019.https://doi.org/10.1097/IAE.0000000000002627.

[20] Morescalchi F, Russo A, Bahja H, et al. Foveasparing versus complete internal limiting membrane peeling in vitrectomy for the treatment of macular holes. Retina, 2020, 40:1306–1314. https://doi.org/10.1097/IAE.0000000000002612.

[21] Shimada N, Sugamoto Y, Ogawa M, et al. Fovea-sparing internal limiting membrane peeling for myopic traction maculopathy. Am J Ophthalmol, 2012, 154:693–701. https://doi.org/10.1016/j.ajo.2012.04.013.

[22] Meng B, Zhao L, Yin Y, et al. Internal limiting membrane peeling and gas tamponade for myopic foveoschisis: a systematic review and meta-analysis. BMC Ophthalmol, 2017, 17:166. https://doi.org/10.1186/s12886–017–0562–8.

[23] Ho T-C, Yang C-M, Huang J-S, et al. Long-term outcome of foveolar internal limiting membrane nonpeeling for myopic traction maculopathy. Retina, 2014, 34:1833–1840. https://doi.org/10.1097/IAE.0000000000000149.

[24] Russo A, Morescalchi F, Gambicorti E, et al. Epiretinal membrane removal with foveal-sparing internal limiting membrane peeling. Retina, 2019, 39:2116–2124. https://doi.org/10.1097/IAE.0000000000002274.

[25] Kim KS, Lee SB, Lee WK. Vitrectomy and internal limiting membrane peeling with and without gas tamponade for myopic foveoschisis. Am J Ophthalmol, 2012, 153:320–326. https://doi.org/10.1016/j.ajo.2011.07.007.

第14章 黄斑裂孔性视网膜脱离

14.1 引 言

有时黄斑裂孔（macular hole，MH）同时伴有视网膜脱离。如果 MH 并发孔源性视网膜脱离（rhegmatogenous retinal detachment，RRD），则称 RRD 并存 MH [1]。相反，先存在 MH，后并发视网膜脱离称为 MH 诱发的视网膜脱离[2]。MH 引起的视网膜脱离主要发生在伴有后葡萄肿和近视牵引性黄斑病变（myopic tractional maculopathy，MTM）的病理性近视患者，但也可能发生在非近视眼中。黄斑裂孔性视网膜脱离（macular hole retinal detachment，MHRD）是一个通常与 MTM 或病理性近视病例相关的术语 [3-4]。考虑到这一背景，本章将讨论 MHRD 的内界膜（internal limiting membrane，ILM）手术。参见第 6~8 章关于每种手术技术的详细描述。

14.2 发病机制

视网膜脱离很少继发于特发性 MH，因为对 MH 来说，没有足够强的牵引力使视网膜脱离。相比之下，在病理性近视的眼睛中，有两种牵引力促使视网膜脱离的发展。后巩膜葡萄肿向外的牵引和玻璃体黄斑界面异常向内牵引有助于神经感觉视网膜与视网膜色素上皮的分离。MHRD 被认为是 MTM 的一种晚期形态，其发病机制与 MTM 相同（见第 13 章）。

14.3 手术技巧

不仅是手术技术，而且就其治疗效果而言，MHRD 也是最难处理的 RRD 类型之一 [4]。本文将手术技术分为 3 个部分：解决内向牵引、清除视网膜下液（subretinal

© Springer Nature Singapore Pte Ltd. 2021
J. E. Lee et al., *Internal Limiting Membrane Surgery*, https://doi.org/10.1007/978-981-15-9403-8_14

fluid，SRF）和封闭 MH。

14.3.1 解决内向牵引

内向牵引是由于玻璃体黄斑界面的收缩而产生的外向牵引的反作用力。内向牵引的成分包括玻璃体皮质、视网膜前膜（epiretinal membrane, ERM）、ILM 和视网膜血管[5-7]。为了消除牵引力，必须彻底切除玻璃体皮质和 ERM。在伴有斑片状脉络膜视网膜萎缩的高度近视患者中，这些成分通常难以辨认，在玻璃体内使用曲安奈德有助于识别它们。玻璃体皮质或玻璃体后界膜非常脆弱且无定形，使用刮刀（如金刚石颗粒膜刮刀）或软尖笛针抽吸可能比玻璃体腔内镊子更有效。这些器械所施加的力应切线方向作用于视网膜，以免引起视网膜脱离进展。

使用活体染料染色处理 ILM 是必要的。手术医生必须考虑到活体染料可能通过 MH 进入视网膜下间隙，对视网膜色素上皮和光感受器产生毒性作用的风险。重水和黏弹性材料是保护 MH 免受生物活体染料影响的有效选择。关于 RRD 中活体染料使用的更多细节见第 15 章。

除 ILM 覆盖或填塞区域外，其余 ILM 要被剥离。由于黄斑区脱离，难以按预期剥离 ILM。视网膜固定在视盘上，将 ILM 从视盘上剥离更为可行（见第 15 章图 15.2）。如果脱离呈大泡状会增加医源性撕裂的风险，则可以去除 SRF 或在重水下剥离 ILM。

14.3.2 清除视网膜下液（SRF）

尽可能彻底清除 SRF 将有助于封闭裂孔和复位视网膜。然而，在 MHRD 中 SRF 通常很黏稠，难以完全清除。严重的后葡萄肿也会阻碍完全清除 SRF。

可以通过先前存在的 MH 或通过视网膜切开术特意制作的裂孔引流清除 SRF。第一种选择简单而且有利于避免视网膜切开术的并发症。然而，黏稠的 SRF 倾向于形成一个厚重的液流，这在排液过程中会扩大 MH，导致不良的视力预后[5]。一些研究人员认为，由于 SRF 液流的透镜效应，扩大 MH 可能是一种视觉错觉。但液流的机械损伤是显而易见的，因为通过视网膜切开术造孔引流 SRF 后，发现引流孔扩大。

为了避免损伤中心凹，通过新的视网膜切开术排出 SRF[5]。视网膜切开术的位置应选择在后葡萄肿外侧，以避免造成片状脉络膜视网膜萎缩。然而，如果视网膜脱离位于黄斑区内，则不能进行视网膜切开术引流。

SRF 的排出可在 ILM 剥离之前或之后进行。出现黏稠 SRF 时，对于剥离 ILM 来说，视网膜的移动减弱。然而，如果 SRF 太多，剥离过程会导致视网膜折叠，增加了视网膜撕裂的风险。清除 SRF 可以使视网膜暂时稳定。但是剥离过程产生的牵引力通过脱离的视网膜发挥抽吸作用使液体进入 MH，这种现象在视网膜切开术后更严重。因此，建议在引流 SRF 前尝试制作 ILM 瓣。如果视网膜波动过大，可反复抽吸 SRF。全氟辛烷（perfluoro-n-octane，PFO）有助于稳定黄斑和 ILM 瓣（图 14.1）。

对于伴有 MHRD 的高度近视患者，其眼轴长度通常超过 30 mm，这超出了常规 25G 笛针可达到的距离。23G 玻璃体切割术系统的器械通常具有较长的长度，可以使笛针尖端放置在 MH 上。在一些极度长眼轴的眼中，任何类型的眼科器械都无法到达 MH。在这种困难的情况下，脊柱穿刺针是一种非常有用的选择，可通过其连接抽吸管来吸除 SRF（图 14.2）。

SRF 仍然没有排出是最后一种情况。在 ILM 剥离后，采取俯卧姿势时 SRF 通常经 MH 排出。然而，ILM 覆盖或填塞手术后，ILM 可能会阻止 SRF 的内部引流，

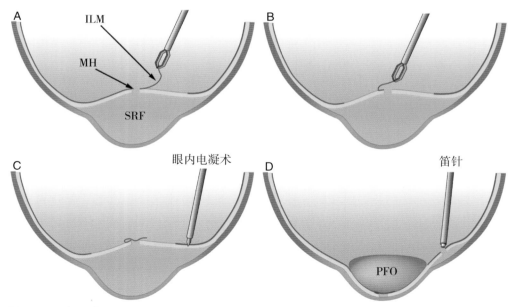

图 14.1 黄斑裂孔性视网膜脱离（MHRD）手术的技巧。A. 建议在清除黏稠性视网膜下液（SRF）之前，先进行内界膜（ILM）剥离。B. 按照覆盖或填塞的方式使用保留的 ILM 遮盖黄斑裂孔（MH）。C. 在黄斑外的区域行视网膜切开引流术。D. 注射全氟辛烷（PFO）以稳定覆盖和引流 SRF

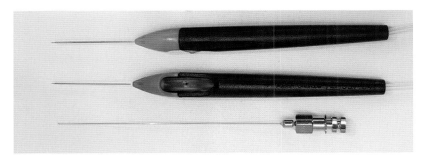

图 14.2 笛针长度的比较。23G Alcon 笛针（橙色）的长度约为 33 mm，略长于 32 mm 的 25G 笛针（蓝色）。对于眼轴长度超过 35 mm 的情况，可以选择 26G 脊椎穿刺针（下方）

这可能会持续几个月。我们曾经的 1 个病例，由于 SRF 存在期间发生退行性改变导致了严重视力下降，尽管 MH 闭合 14 个月后 SRF 被吸收（图 14.3）。因此，建议在 ILM 覆盖或填塞手术中排出 SRF。

14.3.3 封闭 MH

MHRD 中的 MH 很难处理，尽管视网膜复位率不错，但传统 ILM 剥离的裂孔闭合率较低。由于后葡萄肿导致眼球壁扩张，视网膜相对缩短，视网膜再复位可扩大 MH。为提高裂孔闭合率，在 MHRD 手术中引入了 ILM 覆盖[8]、ILM 填塞[9–10]或替代物覆盖[11]。这些先进技术的详细手术方法见第 7、8 和 10 章。

手术结束后，使用玻璃体替代物填充玻璃体腔。简单的 ILM 剥离操作，首选较长时间的填充，包括硅油或 C_3F_8[12]。当完成 ILM 覆盖或填塞时，不必长时间填充，可以选择短时间填充。短时间的气体填充有利于患者早期康复，无需二次手术。然而，与硅油填充相比，气体填充有更高的 ILM 瓣丢失风险。由于 SRF 通常太黏稠而不能被完全清除，残留的液体会被聚集到后葡萄肿内，在气－液交换后可以上推 ILM 组织使其移位。去除重水后，可以在 MH 上注入黏弹剂。建议缩短气－液交换结束后至采取面向下体位的时间间隔。此外，及时注入硅油使 ILM 组织稳定在正确位置，防止其移位丢失。硅油填充有另一个优点，就是当硅油被取出时，手术医生有第二次机会来封闭持续存在的 MH。

14.4 手术效果

据报道，最新的 ILM 手术后的闭合率较高[8–11]。然而，在解释结果时应考虑小型队列研究的回顾性本质。在 MHRD 中，即使解剖结构成功复位，中心视力的

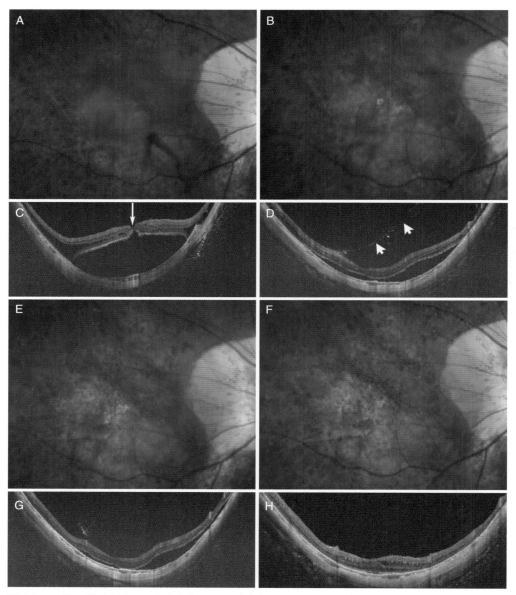

图 14.3　黄斑裂孔性视网膜脱离（MHRD）中长期视网膜下液（SRF）吸收后的豹斑样变性。A. 视网膜脱离位于后葡萄肿。视力 20/60。B. 光学相干断层扫描（optical coherence tomograph，OCT）显示黄斑裂孔（MH）（箭头）。C. 玻璃体切割术和内界膜（ILM）覆盖，注入硅油。D. MH 闭合，短箭头指向油性填充物的轮廓。E. 去除硅油 1 个月后，视力为 20/125。F. SRF 在 ILM 覆盖术后 5 个月持续存在。G. 后极可见豹纹样色素变性，视力降至 20/200。H. OCT 证实 SRF 吸收

改善仍然有限。术后视力在大约 6 个月时达到最大程度的恢复，随后因病理性近视相关的退行性改变而逐渐下降。尽管如此，黄斑的再复位仍被期望能改善视功能，如改善中心视野。

与特发性 MH 不同，MH 闭合并不是更好功能结果的关键因素，因为术后视力与 MH 闭合相关的报道存在一些有争议的结果 [12-15]。脱离黄斑的再复位依赖于内向牵引力的充分松解，而内向牵引力可以通过 ILM 剥离有效地去除。另一方面，MH 的高闭合率需要先进的技术，如 ILM 覆盖或填塞。由于视网膜的再复位比 MH 的闭合更重要，因此 ILM 剥离应该被认为是 MHRD 手术必不可少的步骤。如果手术医生有信心处理 MHRD 眼内的 ILM，应考虑一些新近提出的手术技术。

对于视网膜复位后持续的 MH 是否需要额外干预存在争议。如上所述，在 MHRD 中 MH 闭合获得的视功能改善并不明显。因此，只要视网膜在位，一般不建议进行额外的手术来封闭 MH。

参考文献

[1] Chen S-N, Yang C-M. Perfuorocarbon liquidassisted neurosensory retinal free flap for complicated macular hole coexisting with retinal detachment. Ophthalmologica, 2019, 242:222–233. https://doi.org/10.1159/000502443.

[2] Yuan J, Zhang L-L, Lu Y-J, et al. Vitrectomy with internal limiting membrane peeling versus inverted internal limiting membrane flap technique for macular hole-induced retinal detachment: a systematic review of literature and meta-analysis. BMC Ophthalmol, 2017, 17:219. https://doi.org/10.1186/s12886–017–0619–8.

[3] Lai C-C. ILM peeling in macular hole retinal detachment: insert or not? Graefes Arch Clin Exp Ophthalmol, 2018, 256:1385–1386. https://doi.org/10.1007/s00417–018–4049–y.

[4] Ruiz-Medrano J, Montero JA, Flores-Moreno I, et al.. Myopic maculopathy: current status and proposal for a new classification and grading system (ATN). Prog Retin Eye Res, 2019, 69:80–115. https://doi.org/10.1016/j.preteyeres.2018.10.005.

[5] Jeon HS, Byon IS, Park SW,et al. Extramacular drainage of subretinal fluid during vitrectomy for macular hole retinal detachment in high myopia. Retina, 2014, 34:1096–1102. https://doi.org/10.1097/IAE.0000000000000044.

[6] Okuda T, Higashide T, Kobayashi K, et al. Macular hole closure over residual subretinal fluid by an inverted internal limiting membrane flap technique in patients with macular hole retinal detachment in high myopia. Retin Cases Brief Rep, 2016, 10:140–144. https://doi.org/10.1097/ICB.0000000000000205.

[7] Kim HY, Lee JJ, Kwon HJ, et al. Long-term outcomes of macular hole retinal detachment in highly

myopic eyes after surgical reattachment. Korean J Ophthalmol, 2019, 33:539. https://doi.org/10.3341/kjo.2019.0045.

[8] Sasaki H, Shiono A, Kogo J, et al. Inverted internal limiting membranefap technique as a useful procedure for macular hole-associated retinal detachment in highly myopic eyes. Eye, 2017, 31:545–550. https://doi.org/10.1038/eye.2016.263.

[9] Wu AL, Ling KP, Chuang LH, et al. Treatment of macular hole retinal detachment with macular plug in highly myopic eyes: three-year results. Acta Ophthalmol, 2020.https://doi.org/10.1111/aos.14418.

[10] Baba R, Wakabayashi Y, Umazume K, et al. Effcacy of the inverted internal limiting membrane flap technique with vitrectomy for retinal detachment associated with myopic macular holes. Retina, 2017, 37:466–471. https://doi.org/10.1097/IAE.0000000000001211.

[11] Caporossi T, Tartaro R, de Angelis L, et al. A human amniotic membrane plug to repair retinal detachment associated with large macular tear. Acta Ophthalmol, 2019, 97:821–823. https://doi.org/10.1111/aos.14109.

[12] Ikuno Y, Sayanagi K, Oshima T, et al. Optical coherence tomographic findings of macular holes and retinal detachment after vitrectomy in highly myopic eyes. Am J Ophthalmol, 2003, 136:477–481. https://doi.org/10.1016/S0002–9394(03)00269–1.

[13] Lam RF, Lai WW, Cheung BTO, et al. Pars plana vitrectomy and perfuoropropane (C3F8) tamponade for retinal detachment due to myopic macular hole: a prognostic factor analysis. Am J Ophthalmol, 2006, 142:938–944.e2. https://doi.org/10.1016/j.ajo.2006.07.056.

[14] Nakanishi H, Kuriyama S, Saito I, et al. Prognostic factor analysis in pars plana vitrectomy for retinal detachment attributable to macular hole in high myopia: a multicenter study. Am J Ophthalmol, 2008, 146:198–204.e1. https://doi.org/10.1016/j.ajo.2008.04.022.

[15] Nadal J, Verdaguer P, Canut MI. Treatment of retinal detachment secondary to macular hole in high myopia. Retina, 2012, 32:1525–1530. https://doi.org/10.1097/IAE.0b013e3182411cb8.

孔源性视网膜脱离　第 15 章

15.1　引　言

　　玻璃体切割术是目前治疗孔源性视网膜脱离（rhegmatogenous retinal detachment，RRD）最常用的方法。早期玻璃体切割术治疗 RRD 的成功率不高[1]，医生几乎唯一的关注点是完成再复位，而不是改善视功能。因此，危害较小的黄斑并发症，如视网膜前膜（epiretinal membrane，ERM）被置于较低的优先级考虑地位。用于修复 RRD 的玻璃体切割术的标准程序包括解除玻璃体引起的牵拉，用填充材料替换眼内液体，以及激光光凝。内界膜（internal limiting membrane，ILM）剥离不被认为是 RRD 修复玻璃体切割术的一部分。

　　最近的技术，如全氟化碳（perfluorocarbon liquids, PFCL）、广角可视系统及先进的玻璃体切割器的应用有助于改善 RRD 修复玻璃体切割术的疗效，使初次手术成功率提高到95%以上，目前这被认为在大多数情况下比巩膜扣带术效果好[2-3]。随着功能结果的改善和解剖成功率的提高，最近人们对术后 ERM 的兴趣也有所增加。同时行 ILM 剥离是预防 RRD 术后 ERM 的有效方法。本章将介绍在针对 RRD 修复的玻璃体切割术中同时剥离 ILM 的优缺点。此外，还将讨论操作过程中的几个关键注意事项。

15.2　RRD 手术中 ILM 剥离的基本原理

　　ERM 是 RRD 术后常见的并发症[4-7]。ERM 可导致视物变性和视力下降，导致需要额外的手术移除 ERM。RRD 中并发 ERM 的发生与特发性 ERM 有共同的机制，目前认为视网膜色素上皮细胞是其中的主要成分，因为它们可通过视网膜裂孔进入玻璃体腔，沉降在黄斑表面形成膜[8]。在 RRD 修复后，黄斑裂孔（macular

© Springer Nature Singapore Pte Ltd. 2021

J. E. Lee et al., *Internal Limiting Membrane Surgery*, https://doi.org/10.1007/978–981–15–9403–8_15

hole，MH）可能与术后 ERM 并发 [9]。

术后 ERM 的发生率在不同的文献中因其定义不同而呈现差异。如果将所有视网膜前神经胶质细胞增生的病例包括在内，ERM 的发生率高达 48%[8,10-11]。临床显著的、在眼底检查时能被观察到的、预计可能影响视功能的 ERM 的发生率为 6.1%~12.8% [5-6,12]。

虽然玻璃体后脱离（posterior vitreous detachment，PVD）在老年 RRD 患者中表现典型，但在 PVD 患者眼内的 ILM 上也常见到一些玻璃体皮质 [13-14]。玻璃体是增生性玻璃体视网膜病变形成的重要支架 [15]。ERM 或黄斑皱褶被认为是一种增生性玻璃体视网膜病变 [14]。因此，剥离 ILM 将完全去除 ILM 上的玻璃体皮质，可望有效防止术后 ERM 的发生。

15.3　RRD 手术中 ILM 剥离的争议

15.3.1　赞成的理由

有报道称，在修复 RRD 的玻璃体切除手术过程中剥离黄斑 ILM 可减少术后 ERM[8,10-11,16]。有 4 项研究报道，初次即接受 ILM 剥离的眼术后 ERM 发生率为 0~9%，保留 ILM 的眼术后 ERM 发生率为 22%~48%，前者的发生率更低。

基于 meta 分析的结果，Yannuzzi 等人提出 ILM 剥离可显著降低 RRD 术后 ERM 的发生率，并可减少二次手术；此外，他们认为从经济角度来看，RRD 修复中剥离 ILM 是一个合理的选择。

15.3.2　反对的理由

在 RRD 手术中同时进行 ILM 剥离的不良影响引起了一些关注。由于 ILM 是米勒（Müller）细胞的基底膜，是神经感觉视网膜的内层屏障，去除 ILM 可能会导致神经感觉视网膜的结构损伤。Hisatomi 等人报道，RRD 修复玻璃体切割术后，66% 的眼可观察到与 ILM 剥离密切相关的视网膜改变，包括视神经纤维层分离表现、酒窝征、黄斑颞侧变薄、ILM 剥离区域变薄，或手术镊相关的视网膜变薄 [17]。虽然这些解剖改变不一定与较差的功能结果有关，但不能否认其有附带损害和功能不良反应的可能性。

从脱离的视网膜上剥离 ILM 比从贴附的视网膜上剥离 ILM 在技术上更困难一些。由于脱离的视网膜是可移动的，剥离的起始具有挑战性。因为在剥离方向上的反作用力较弱，进行剥离同样是困难的。脱离的黄斑可能前后移动，在操作过程中，与剥离部位的距离可能会发生变化而导致失去聚焦。由于注入的染料可能进入视网膜下间隙，活体染料的毒性作用风险将增加[18]。对于手术损害，脱离的中心凹相当脆弱，MH 可能意外发生在 ILM 剥离中或剥离后。

15.3.3　同时行 ILM 剥离的争议

尽管在预防术后 ERM 方面有明显的效果，但同时行 ILM 剥离的视功能结果似乎并不稳定。Akiyama 等人没有发现 ILM 剥离组患者的视功能结果有所改善，尽管 ILM 剥离可以预防术后 ERM[11]。Nam 等人报道，在进行和不进行 ILM 剥离的组之间，视力结果没有显著差异；但在亚组分析中，黄斑贴附眼 ILM 剥离组的视力优于其他组[8]。Forlini 等人报道，同时进行 ILM 剥离的眼术后视力改善更显著一些[16]。

15.4　RRD 手术中选择性 ILM 剥离

如果手术医生没有良好地培训过 ILM 剥离或 RRD 修复手术，则不建议同时进行 ILM 剥离。如果手术医生有丰富的 RRD 修复和 ILM 手术经验，可以考虑在玻璃体切割术期间同时进行 ILM 剥离，以减少再次手术的风险，而不是改善视网膜再复位率或功能结果。

很明显，ILM 剥离可预防术后 ERM，并降低 RRD 修复性玻璃体切割术后再次手术的风险。然而，文献综述无法证实 ILM 剥离可以带来额外视力改善的证据。术后 ERM 的发生率较低而无统计学差异，或者 ILM 剥离的不良影响否定了 ERM 预防的益处，这是一个合理的假设。因此，手术医生可考虑仅在术后发生 ERM 风险较高的眼睛选择性剥离 ILM。

曲安奈德的术中应用为这个问题提供了一些启发。残留玻璃体皮质的眼比另外一些眼有更高的术后 ERM 发生率[17]。行玻璃体切割术修复 RRD 时，可以通过在玻璃体内注射曲安奈德来确定残留玻璃体皮质的存在。因此，通过曲安奈德观察到残留皮质的存在，将是决定是否同时进行 ILM 剥离的生物标记（图 15.1）。根据我们的经验，约 70% 的 RRD 病例显示 ILM 剥离，其术后 1 年中发生有临床意义的 ERM 不到 1%。

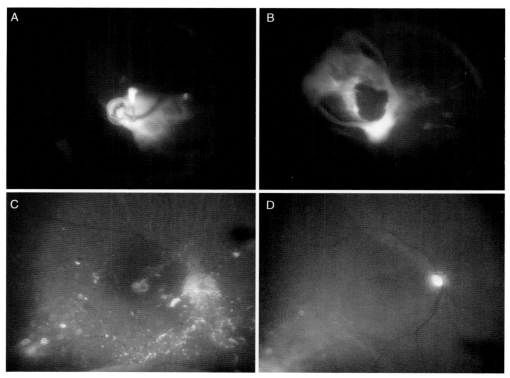

图 15.1　根据曲安奈德观察到的黄斑上残留的玻璃体皮质，行选择性内界膜（ILM）剥离。A. 在黄斑区使用曲安奈德。B. 曲安奈德结晶被洗出。C. 残留的皮质可见曲安奈德结晶附着，提示术后发生视网膜前膜（ERM）的风险较高，建议对本眼同时进行 ILM 剥离。D. 另一例几乎没有残留的曲安奈德结晶附着在黄斑上，术后发生 ERM 的风险较低，不建议剥离该眼的 ILM

15.5　手术过程

15.5.1　剥离前的考量

　　角膜的透明性是 ILM 剥离过程的关键先决条件之一。在 RRD 手术中，有几个因素使角膜容易水肿。与 MH 或 ERM 相比，在视网膜脱离眼完全切除玻璃体需要更长的时间。周边玻璃体切割术中的巩膜顶压也可能加重角膜水肿。为避免因角膜水肿导致的术野模糊，手术医生可在周边玻璃体切割术前去除 ILM。如果同时进行白内障超声乳化手术，应注意在白内障手术期间尽量减少角膜水肿。

　　在多发性裂孔或巨大撕裂孔的眼睛，剥离 ILM 更困难。液体很容易进入视网膜下间隙，使视网膜波动。一些可能加剧波动的操作步骤，如视网膜切开引流术或切除视网膜裂孔周围的玻璃体，在 ILM 剥离后完成将会更好一些。

15.5.2 活体染料

建议在 RRD 修复过程中剥离 ILM 时，使用亮蓝 G（brilliant blue G，BBG）而不是吲哚菁绿（indocyanine green，ICG），尽管关于两种染料的安全性仍存争议。但与 BBG 相比 [18]，ICG 对外层视网膜的毒性已在几项动物研究中被证实 [18-20]。此外，临床研究表明，在 MH 患者中使用 BBG 的功能结果比使用 ICG 的更好 [21-22]，在这些 MH 患者中，活体染料可能接触到外层视网膜，而 ERM 患者的功能结果没有显著差异 [23]，这些 ERM 患者的外层视网膜没有机会接触染料。RRD 患者的视网膜下接触活体染料的风险要高得多，视网膜下迁移可能导致视网膜色素上皮的永久性变性改变，如 MH 手术期间意外出现大量视网膜下 ICG 的病例所示 [24]。

从这种观点审视 3 项关于 RRD 修复中 ILM 剥离的研究结果很有趣。Akiyama[11] 和 Nam 等人 [8] 的研究中使用 ICG 进行染色，发现 ILM 剥离对视觉结果没有益处。相比之下，Forlini 及其同事报道，使用 BBG 进行染色，ILM 剥离的眼睛术后视力改善明显 [16]。此外，Nam 等人 [8] 报道，对黄斑未脱离的眼进行亚组分析时，可观察到 ILM 剥离带来的额外视力增益，在这些眼中 ICG 没有机会接触黄斑区的外层视网膜。

15.5.3 手术技巧

在黄斑未脱离的眼中，ILM 剥离的过程与 MH 或 ERM 手术中没有太多区别。然而，从脱离的黄斑上剥离 ILM 是一个相当具有挑战性的过程。脱离的视网膜是可移动的，对剥离缺乏反作用力。当剥离点形成嵴状隆起时，很难推进剥离（图 15.2A）。

在不使用 PFCL 的情况下，从视盘附近剥离 ILM 是可行的。由于神经感觉视网膜固定在视盘上，这种连接提供了剥离 ILM 的反作用力。在黄斑的鼻侧开始 ILM 剥离（图 15.2B），然后向视盘的相反方向剥离 ILM（图 15.2C）。重复此步骤，直到 ILM 从整个黄斑上剥离。

另一种选择是使用重水（PFCL）稳定黄斑（图 15.3）。使用重水还有几个额外的好处。它可以改善显微镜的聚焦，并防止活体染料进入黄斑下的间隙。可以在 PFCL 下剥离 ILM。由于剥离的 ILM 在 PFCL 作用下是塌陷的，而不在玻璃体腔中摆动，因此能更准确地重新抓住 ILM。手术医生必须注意不要产生过度的牵拉力，这可能会导致 PFCL 移动到视网膜下间隙。

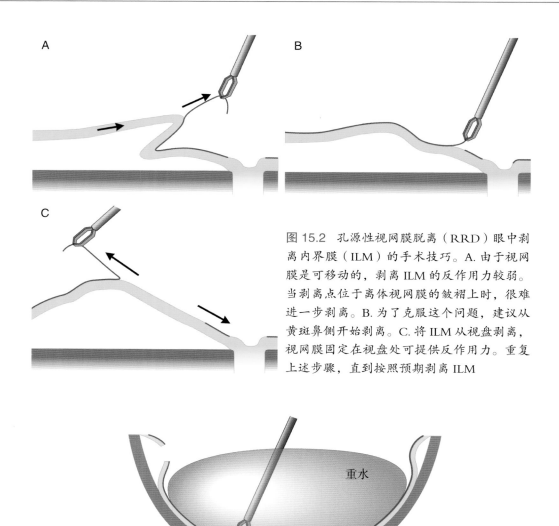

图 15.2 孔源性视网膜脱离（RRD）眼中剥离内界膜（ILM）的手术技巧。A. 由于视网膜是可移动的，剥离 ILM 的反作用力较弱。当剥离点位于离体视网膜的皱褶上时，很难进一步剥离。B. 为了克服这个问题，建议从黄斑鼻侧开始剥离。C. 将 ILM 从视盘剥离，视网膜固定在视盘处可提供反作用力。重复上述步骤，直到按照预期剥离 ILM

图 15.3 使用重水［全氟化碳（PFCL）］可以稳定脱离的视网膜。剥离 PFCL 下的内界膜（ILM）。由于剥离后的 ILM 在 PFCL 的作用下是塌陷的，因此抓取 ILM 要比不使用 PFCL 剥离更精准

参考文献

[1] Escoffery RF, Joseph Olk R, Gilbert Grand M, et al.Vitrectomy without scleral buckling for primary rhegmatogenous retinal detachment. Am J Ophthalmol, 1985, 99:275–281. https://doi. org/10.1016/0002–9394(85)90356–3.

[2] Pak KY, Lee SJ, Kwon HJ, et al. Exclusive use of air as gas tamponade in rhegmatogenous retinal detachment. J Ophthalmol, 2017, 2017:1–5. https://doi.org/10.1155/2017/1341948.

[3] Li Y, Cheung N, Jia L, et al. Surgical outcomes of 25-gauge pars plana vitrectomy using air as an internal tamponade for primary rhegmatogenous retinal detachment. Retina, 2020. https://doi.org/10.1097/IAE.0000000000002744.

[4] Yannuzzi NA, Callaway NF, Sridhar J, et al. Internal limiting membrane peeling during pars plana vitrectomy for rhegmatogenous retinal detachment; cost analysis, review of the literature, and meta-analysis. Retina, 2018, 38:2081–2087. https://doi.org/10.1097/IAE.0000000000002248.

[5] Katira RC, Zamani M, Berinstein DM, et al. Incidence and characteristics of macular pucker formation after primary retinal detachment repair by pars plana vitrectomy alone. Retina, 2008, 28:744–748. https://doi.org/10.1097/IAE.0b013e318162b031.

[6] Martínez-Castillo V, Boixadera A, Distéfano L, et al. Epiretinal membrane after pars plana vitrectomy for primary pseudophakic or aphakic rhegmatogenous retinal detachment; Incidence and outcomes. Retina, 2012, 32:1350–1355. https://doi.org/10.1097/IAE.0b013e318242b965.

[7] Theodossiadis PG, Theodossiadis GP, Charonis A, et al. The photoreceptor layer as a prognostic factor for visual acuity in the secondary epiretinal membrane after retinal detachment surgery: imaging analysis by spectral-domain optical coherence tomography. Am J Ophthalmol, 2011, 151:973–980. https://doi.org/10.1016/j.ajo.2010.12.014.

[8] Yup Nam K, Yeul Kim J. Effect of internal limiting membrane peeling on the development of epiretinal membrane after pars plana vitrectomy for primary rhegmatogenous retinal detachment. Retina, 2015, 35:880–885. https://doi.org/10.1997/IAE.0000000000000421.

[9] Khurana RN, Wykoff CC, Bansal AS, et al. The association of epiretinal membrane with macular hole formation after rhegmatogenous retinal detachment repair. Retina, 2017, 37:1073–1078. https://doi.org/10.1097/IAE.0000000000001307.

[10] Rao RC, Blinder KJ, Smith BT, et al. Internal limiting membrane peeling for primary rhegmatogenous retinal detachment repair. Ophthalmology, 2013, 120:1102–1103.e2. https://doi.org/10.1016/j.ophtha.2012.12.010.

[11] Akiyama K, Fujinami K, Watanabe K, et al. Internal limiting membrane peeling to prevent post-vitrectomy epiretinal membrane development in retinal detachment. Am J Ophthalmol, 2016, 171:1–10. https://doi.org/10.1016/j.ajo.2016.08.015.

[12] Heo MS, Kim HW, Lee JE, et al. The clinical features of macular pucker formation after pars plana vitrectomy for primary rhegmatogenous retinal detachment repair. Korean J Ophthalmol, 2012, 26:355. https://doi.org/10.3341/kjo.2012.26.5.355.

[13] Park SW, Kwon HJ, Kim HY, et al. Comparison of scleral buckling and vitrectomy using wide angle viewing system for rhegmatogenous retinal detachment in patients older than 35 years. BMC Ophthalmol, 2015, 15:121. https://doi.org/10.1186/s12886-015-0109-9.

[14] Cho EH, Ku HC, Lee EK. Residual vitreous cortex at the fovea during vitrectomy for primary rhegmatogenous retinal detachment repair. Retina, 2018, 38:1549–1555. https://doi.org/10.1097/

IAE.0000000000001734.

[15] van Overdam K. Vitreoschisis-induced vitreous cortex remnants: missing link in proliferative vitreoretinopathy. Acta Ophthalmol, 2020, 98:e261–262.

[16] Forlini M, Date P, Ferrari LM, et al. Comparative analysis of retinal reattachment surgery with or without internal limiting membrane peeling to prevent postoperative macular pucker. Retina, 2018, 38:1770–1776. https://doi.org/10.1097/IAE.0000000000001775.

[17] Hisatomi T, Tachibana T, Notomi S, et al. Internal limiting membrane peeling-dependent retinal structural changes after vitrectomy in rhegmatogenous retinal detachment. Retina, 2018, 38:471–479. https://doi.org/10.1097/IAE.0000000000001558.

[18] Ejstrup R, la Cour M, Heegaard S, et al. Toxicity profiles of subretinal indocyanine green, Brilliant Blue G, and triamcinolone acetonide: a comparative study. Graefes Arch Clin Exp Ophthalmol, 2012, 250:669–677. https://doi.org/10.1007/s00417–011–1886–3.

[19] Lee JE, Yoon TJ, Oum BS, et al. Toxicity of indocyanine green injected into the subretinal space. Retina, 2003, 23:675–681. https://doi.org/10.1097/00006982–200310000–00012.

[20] Penha FM, Maia M, Farah ME, et al. Effects of subretinal injections of indocyanine green, trypan blue, and glucose in rabbit eyes. Ophthalmology, 2007, 114:899–908.e12. https://doi.org/10.1016/j.ophtha.2006.09.028.

[21] Baba T, Hagiwara A, Sato E, et al. Comparison of vitrectomy with brilliant blue G or indocyanine green on retinal microstructure and function of eyes with macular hole. Ophthalmology, 2012, 119:2609–2615. https://doi.org/10.1016/j.ophtha.2012.06.048.

[22] Machida S, Toba Y, Nishimura T, et al. Comparisons of cone electroretinograms after indocyanine green-, brilliant blue G-, or triamcinolone acetonide-assisted macular hole surgery. Graefes Arch Clin Exp Ophthalmol, 2014, 252:1423–1433. https://doi.org/10.1007/s00417–014–2594–6.

[23] Manousaridis K, Peter S, Mennel S. 20 g PPV with indocyanine green-assisted ILM peeling versus 23 g PPV with brilliant blue G-assisted ILM peeling for epiretinal membrane. Int Ophthalmol, 2016, 36:407–412. https://doi.org/10.1007/s10792–015–0148–5.

[24] Arevalo JF, Garcia RA. Macular hole surgery complicated by accidental massive subretinal indocyanine green, and retinal tear. Graefes Arch Clin Exp Ophthalmol, 2007, 245:751–753. https://doi.org/10.1007/s00417–006–0430–3.

视盘小凹黄斑病变　第16章

16.1　引　言

　　视盘小凹（optic disc pit，ODP）是一种罕见的、发生于视盘的先天性异常[1]。ODP 是位于视盘上的椭圆形灰白色的小凹陷，一般位于颞侧。虽然通常不影响视力，但有时会出现与视网膜劈裂改变或浆液性视网膜脱离有关的不可逆转性视力损害。长期存在 ODP 的病例可能有全层黄斑裂孔（macular hole，MH）或视网膜色素上皮萎缩[2]。黄斑病变的确切机制尚不清楚。各种治疗方法，包括激光光凝[3]、黄斑扣带[4]、玻璃体切除联合气体填充都已经被尝试过[5]。最近内界膜（internal limiting membrane，ILM）手术的进展为治疗 ODP 黄斑病变提供了一些额外的选择[6-7]。在本章中，我们将概述 ODP 黄斑病变的病理生理学，并讨论 ILM 手术治疗的理论基础和手术技巧。

16.2　病理生理学

　　ODP 黄斑病变中液体的来源和作用机制仍有争议。日益增加的数据表明，至少有两种来源——玻璃体或脑脊液（cerebrospinal fluid，CSF）。玻璃体腔、蛛网膜下腔和视网膜下腔的 3 个空间通过 ODP 相互连通。有研究报道玻璃体腔填充的气体可进入视网膜下间隙[8]。玻璃体腔的硅油向颅内转移也有报道[9]。

　　许多研究者认为通过蛛网膜下腔传递的颅内压在 ODP 黄斑病变的发展中起着重要作用[8,10]。玻璃体液单独不会引起视网膜劈裂或浆液性脱离，因为作用于视网膜表面的液压和通过 ODP 的液压在同一水平。另一方面，附着在黄斑上的玻璃体牵引力可引起液体积聚，从而导致 ODP 黄斑病变[5,11]。简而言之，颅内压和玻璃体牵引的联合作用可使玻璃体液或 CSF 错误地流向视网膜内和（或）视网膜下间隙。

　　玻璃体切割术联合 ILM 剥离可以通过去除黄斑区的牵引且重新引导液体流出

© Springer Nature Singapore Pte Ltd. 2021
J. E. Lee et al., *Internal Limiting Membrane Surgery*, https://doi.org/10.1007/978–981–15–9403–8_16

视网膜，改善 ODP 黄斑病变。在少数病例报告中，使用 ILM 瓣覆盖 ODP 显示了良好的效果 [6,12]。

16.3 手术技巧

16.3.1 ILM 剥离

按标准操作完成玻璃体切割术。如果玻璃体后皮质未脱离，应将其与视盘分离以消除对黄斑的牵引力。在某些情况下，玻璃体与视网膜紧密相连，特别是对于年轻患者，手术医生必须注意不要造成医源性裂孔。

ILM 剥离是在初次手术时完成还是预留给第二次手术，应该由手术医生自行决定。ILM 染色有助于减少剥离相关的手术创伤。从黄斑剥离 ILM 可使用第 6 章所述的标准技术（图 16.1）。如果出现严重浆液性脱离且内壁较薄，中心凹处的

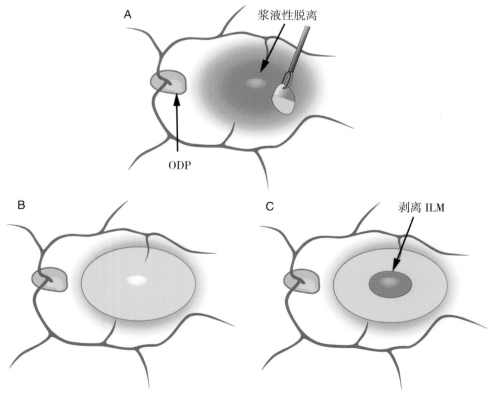

图 16.1　视盘小凹（ODP）黄斑病变的内界膜（ILM）剥离。A. 用活体染料染色后，按照标准技术进行 ILM 剥离。B. 从整个黄斑剥离 ILM。C. 可以保留中心凹区的 ILM，以降低并发性黄斑裂孔（MH）的风险

ILM 可以保留，以防止全层 MH（图 16.1C），类似处理牵拉性近视黄斑病变的病例。手术结束后，玻璃体腔内填充满气体或硅油。填充可能不是必要的操作，因为即使玻璃体腔内气体完全吸收后，黄斑病变的改善仍可持续数月至数年 [13-14]。

16.3.2　ILM 覆盖术

切除玻璃体后，用活体染料对 ILM 进行染色。在视盘的颞上缘制作 ILM 瓣（图 16.2）。将提起的瓣翻转覆盖 ODP 的凹陷，同时保持附着连接点位于视盘的颞侧边缘。剩余的 ILM 可以按上述方法进行剥离。完成气 – 液交换以确保 ILM 瓣覆盖在正确的位置。不必使用长效填充物。

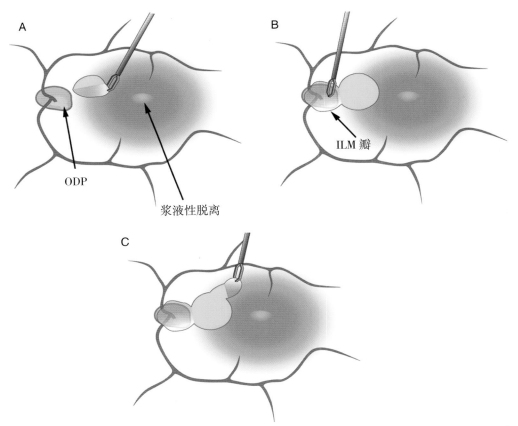

图 16.2　ILM 覆盖术治疗视盘小凹（ODP）黄斑病变。A. 从视盘颞上区制作内界膜（ILM）瓣。B. 将 ILM 瓣翻转覆盖视盘的洞腔，并保持与视盘颞缘相连。C. 剩余的 ILM 可根据手术医生的判断从黄斑区剥离

16.3.3 激光光凝

激光光凝可以在术前、术中或术后进行。在视盘颞侧做 1~2 排激光斑。应调整功率，以避免全层白色烧伤损伤视网膜神经纤维，这会导致永久性暗点。

16.4 手术结果

据报道，约 80% 的患者实现了完全视网膜复位 [13-16]。在一项多中心研究中，视网膜下液的平均消退时间为 7 个月 [17]，但完全消退可能需要 1 年或更长时间 [13,15-16,18]。典型病例如图 16.3 所示。完成第二次手术可能有一些额外操作，如激光光凝、ILM 剥离和使用长效填充物 [13]。ODP 黄斑病变手术相关的并发症包括视网膜脱离和 MH[15,17-18]。

显著的视力改善与解剖结构的改善相伴 [13,15,17-18]。大多数长期结果的报告显示，超过 50% 的患者达到 20/40 或更好的视力 [15,17-18]。黄斑脱离复发非常少见。

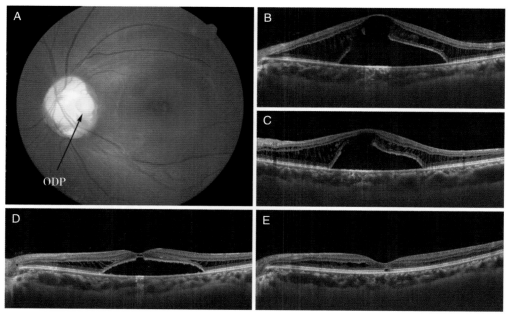

图 16.3 玻璃体切割术及内界膜（ILM）剥离治疗视盘黄斑病变。A. 眼底照片显示圆形视盘小凹（ODP）。B. 术前光学相干断层扫描（optical coherence tomography，OCT）显示浆液脱离累及中心凹。C，D. 术后 1 个月、8 个月浆液脱离减轻。E. 视网膜下液在术后 18 个月完全消除，仍伴有持续轻度视网膜劈裂

参考文献

[1] Apple DJ, Rabb MF, Walsh PM. Congenital anomalies of the optic disc. Surv Ophthalmol, 1982, 27:3–41. https://doi.org/10.1016/0039–6257(82)90111–4.

[2] Gass JDM. Serous detachment of the macula. Secondary to congenital pit of the optic nervehead. Am J Ophthalmol, 1969, 67:821–841. https://doi.org/10.1016/0002–9394(69)90075–0.

[3] Theodossiadis G. Treatment of retinal detachment with congenital optic pit by krypton laser photocoagulation. Graefes Arch Clin Exp Ophthalmol, 1988, 226:299. https://doi.org/10.1007/BF02181201.

[4] Theodossiadis GP, Chatziralli IP, Theodossiadis PG. Macular buckling in optic disc pit maculopathy in association with the origin of macular elevation: 13–year mean postoperative results. Eur J Ophthalmol, 2015, 25:241–248. https://doi.org/10.5301/ejo.5000553.

[5] Jain N, Johnson MW. Pathogenesis and treatment of maculopathy associated with cavitary optic disc anomalies. Am J Ophthalmol, 2014, 158:423–435. https://doi.org/10.1016/j.ajo.2014.06.001.

[6] Sborgia G, Recchimurzo N, Sborgia L, et al. Inverted internal limiting membrane-flap technique for optic disk pit maculopathy. Retin Cases Brief Rep, 2018. https://doi.org/10.1097/icb.0000000000000731.

[7] Georgalas I, Petrou P, Koutsandrea C, et al. Optic disc pit maculopathy treated with vitrectomy, internal limiting membrane peeling, and gas tamponade: a report of two cases. Eur J Ophthalmol, 2009, 19:324–326. https://doi.org/10.1177/112067210901900230.

[8] Johnson TM, Johnson MW. Pathogenic implications of subretinal gas migration through pits and atypical colobomas of the optic nerve. Arch Ophthalmol, 2004, 122:1793–1800. https://doi.org/10.1001/archopht.122.12.1793.

[9] Kuhn F, Kover F, Szabo I, et al. Intracranial migration of silicone oil from an eye with optic pit. Graefes Arch Clin Exp Ophthalmol, 2006, 244:1360–1362. https://doi.org/10.1007/s00417–006–0267–9.

[10] Ohno-Matsui K, Hirakata A, Inoue M, et al. Evaluation of congenital optic disc pits and optic disc colobomas by swept-source optical coherence tomography. Invest Ophthalmol Vis Sci, 2013, 54:7769–7778. https://doi.org/10.1167/iovs.13–12901.

[11] Sugar HS. Congenital pits in the optic disc with acquired macular pathology. Am J Ophthalmol, 1962, 53:307–311. https://doi.org/10.1016/0002–9394(62)91180–7.

[12] Hara R, Tsukahara Y, Simoyama T, et al. Refined internal limiting membrane inverted flap technique for intractable macular detachment with optic disc pit. Case Rep Ophthalmol, 2017, 8:208–213. https://doi.org/10.1159/000462956.

[13] Rayat JS, Rudnisky CJ, Waite C, et al. Long-term outcomes for optic disk pit maculopathy after vitrectomy. Retina, 2015, 35:2011–2017. https://doi.org/10.1097/IAE.0000000000000576.

[14] Avci R, Yilmaz S, Inan UU, et al. Long-term outcomes of pars plana vitrectomy without internal limiting membrane peeling for optic disc pit maculopathy. Eye, 2013, 27:1359–1367. https://doi.org/10.1038/eye.2013.172.

[15] Bottoni F, Cereda M, Secondi R, et al. Vitrectomy for optic disc pit maculopathy: a long-term follow-up study. Graefes Arch Clin Exp Ophthalmol, 2018, 256:675–682. https://doi.org/10.1007/s00417–

018–3925–9.

[16] Hirakata A, Inoue M, Hiraoka T, et al. Vitrectomy without laser treatment or gas tamponade for macular detachment associated with an optic disc pit. Ophthalmology, 2012, 119:810–818. https://doi.org/10.1016/j.ophtha.2011.09.026.

[17] Avci R, Kapran Z, Ozdek S, et al. Multicenter study of pars plana vitrectomy for optic disc pit maculopathy: MACPIT study. Eye, 2017, 31:1266–1273. https://doi.org/10.1038/eye.2017.142.

[18] Park JH, Park SW, Lee JE, et al. Long-term clinical outcome of vitrectomy for the treatment of optic disc pit maculopathy. J Korean Ophthalmol Soc, 2019, 60:340–347. https://doi.org/10.3341/jkos.2019.60.4.340.